PRIMEROS AUXILIOS

Este código QR te va a remitir a www.aranformacion.es, nuestra página web, donde podrás encontrar contenidos relacionados con la Formación Profesional de Grado Medio y Superior. También cuenta con diversas áreas de interés y posibles alternativas a los vídeos que aparecen en los códigos QR de este manual.

ARÁN

… y aún recuerdo con enorme nostalgia cuando sonaba el despertador y la casa desprendía aroma a café. Vosotras me regalabais vuestra sonrisa mientras me sumergía en montones de libros antes de ir a trabajar y, al regresar a casa después de examinarme, siempre dispuestas a mimarme en el fracaso, con palabras que parecían imposibles y a desbordar alegría en los éxitos haciéndolos tan vuestros como míos. A mis Padres y a mi tía María.

Antonio Garrido Moreno

PRIMEROS AUXILIOS

Coordinador
Jesús Juárez Torralba

ARÁN ediciones s.l.

Castelló, 128, 1° - 28006 Madrid
Tel. 917820030
e-mail: libros@grupoaran.com
http://www.grupoaran.com

ISBN: 978-84-92977-63-5
Depósito Legal: M-16595-2013

Impreso en España
Printed in Spain

Prólogo

La aplicación de primeros auxilios a una víctima en una situación determinada presupone, por un lado, desplegar una serie de destrezas que la persona que actúa como interviniente debe haber practicado y asimilado, y por otro, poseer conocimientos que le serán de gran utilidad llegado el momento; es por ello que, desde este modesto rincón, apostamos por la inclusión de los primeros auxilios como materia que debe formar parte de los planes de estudios y que, estudiando, conociendo y simulando, permite llegar a la puesta en práctica. Es así como nos aseguramos que la población de estudiantes logre adquirir esas destrezas que antes mencionamos.

En los primeros auxilios se da una circunstancia realmente preocupante: a menudo, las personas que son testigos de una situación que requiere de primeros auxilios nunca han participado en cursos de primeros auxilios o han olvidado la secuencia de actuación, lo que inherentemente debilita las posibilidades de recuperación o supervivencia de la persona afectada mientras acuden los servicios de emergencias.

La continua evolución en el conocimiento de las medidas que permiten aumentar las expectativas de mejora de los pacientes hace que, tanto el manejo como la enseñanza de los primeros auxilios, para personal sanitario y no sanitario, sean áreas de trabajo dinámico con resultados expresados en la variable más sencilla y rentable de cuantas existen: la supervivencia.

El cambio producido en las recomendaciones de primeros auxilios universalmente aceptadas en apenas un par de décadas supone pasar de pretéritos consejos de transporte y tratamiento de las víctimas, en el ámbito extrahospitalario, con cualquier clase de vehículo y de cualquier forma, a la aparición, en los últimos años, de modernas unidades móviles medicalizadas de emergencias que permiten la aplicación pronta y eficaz de medidas necesarias para incrementar las posibilidades de curación.

De lo disertado entendemos que la enseñanza de las técnicas básicas de primeros auxilios a la población general debería ser materia didáctica imprescindible en todos los planes de estudios funcionantes en España. No se pretende impartir complicados conceptos ni ocupar el lugar de otras materias básicas, sino establecer una serie de algoritmos fáciles que permitan que cualquier persona sea capaz de poner en marcha los protocolos de asistencia necesarios en cada momento, realizando simultáneamente unas pocas maniobras muy sencillas, pero que han demostrado que salvan vidas.

Sencillas medidas docentes supondrían la piedra fundamental, en el ámbito de la emergencia, de la que será el área médica que más enfermedades solucione en el futuro: la prevención.

La aceleración que experimenta la tecnología hace posible la implantación de unidades DESA (desfibrilador semiautomático) en lugares de concurrencia pública, donde personas que trabajan en el entorno del DESA han sido adiestradas mediante un curso para que puedan utilizarlo y aplicar aquellas maniobras de reanimación que la víctima precisa mientras acude la unidad de emergencias, aumentando considerablemente las expectativas de supervivencia de la víctima. En este tipo de situaciones, el ciudadano adquiere las destrezas necesarias mediante un completo plan estratégico de docencia que aúna los conocimientos y la práctica necesarios para llevarlo a cabo.

Todo esto recalca de nuevo la importancia de la idea de que la población no sanitaria debería tener un papel más activo en los programas de primeros auxilios.

Antonio Garrido Moreno
Diplomado Universitario en Enfermería.
Profesor Técnico de Formación Profesional.
Enfermero Gerencia 061 Base
Torre Pacheco. Murcia

Autores

Coordinador

Jesús Juárez Torralba
Médico Especialista en Medicina General. Coordinador Base 061 Alcantarilla. Murcia

Autores

Ginés Álvarez Sánchez
Médico Especialista en Medicina Familiar y Comunitaria. Facultativo Especialista de Área. Gerencia de Emergencias 061. Murcia

Antonio Garrido Moreno
Diplomado Universitario en Enfermería. Profesor Técnico de Formación Profesional. Enfermero Gerencia 061 Base Torre Pacheco. Murcia

Alejandro Romero Chumillas
Técnico en Emergencias Sanitarias. Murcia

María Fuensanta Vivancos Belmonte
Diplomada Universitaria en Enfermería. Murcia

Ilustrador

Las imágenes de este manual han sido elaboradas por Raúl Bernabéu Conesa, técnico en preimpresión y diseñador gráfico. Murcia

Agradecimientos

A José Jiménez Márquez, Rosa Palacios Roldán, Verónica Coll López, Raúl Bernabéu Conesa, Antonio Emilio Sánchez López y Marcos Muelas Avalos.

Índice

Capítulo 1

Capítulo 2

Capítulo 3

Capítulo 4

Contenido

capítulo

1

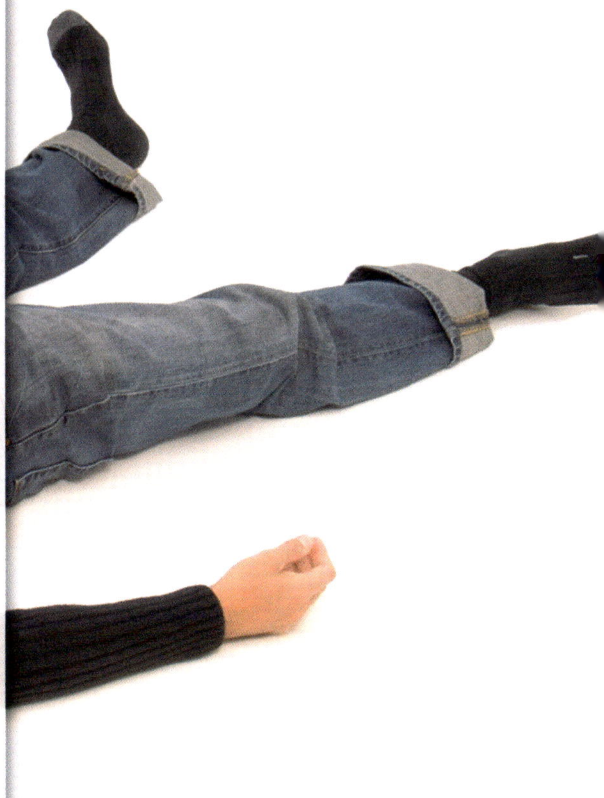

VALORACIÓN INICIAL DE LA ASISTENCIA EN URGENCIA

Ginés Álvarez Sánchez,
María Fuensanta Vivancos Belmonte,
Antonio Garrido Moreno,
Alejandro Romero Chumillas

Sumario

Durante este capítulo vamos a repasar qué se debe hacer ante un accidente y cuáles son los procedimientos para auxiliar a personas accidentadas. Para ello revisaremos cuáles son los **objetivos de los primeros auxilios,** cuál es la **conducta que debemos seguir** ante cualquier accidente y los **distintos tipos de accidente** que existen, así como sus consecuencias. Veremos también cuáles son los métodos de exploración de personas accidentadas, la valoración de heridos y los signos y síntomas de urgencia que pueden presentar.

1. SISTEMAS DE EMERGENCIAS

Una **emergencia** es un suceso, accidente o situación de peligro que aparece de forma repentina y que requiere una acción inmediata, ya que pone en riesgo la salud o la vida de alguna persona, como por ejemplo, un infarto agudo de miocardio o una hemorragia severa.

Una **urgencia** es aquella situación en la que la salud o la vida de una persona está en riesgo pero no inmediato, pudiendo llegar a sufrir alguna demora en su atención, como por ejemplo una luxación, una pequeña quemadura o una gastroenteritis.

http://www.youtube.com/watch?v=54QG5LFx_88

Un **sistema de emergencias** es un conjunto de órganos y entidades que trabajan de forma coordinada para dar respuesta a las situaciones en las que la salud o la vida de las personas está en riesgo, además de los posibles efectos negativos sobre sus bienes, el medio ambiente o la salud pública.

Los sistemas de emergencias actúan siempre en base a unos protocolos preestablecidos para que la asistencia que se presta al ciudadano sea eficaz, coordinada y proporcional a la demanda que se recibe cuando se da una situación de urgencia o de emergencia. Estos sistemas están compuestos por diversos sectores, como pueden ser policía, bomberos, equipos sanitarios, etc., los cuales se prestan apoyo mutuo entre sí para garantizar el mejor servicio al ciudadano dependiendo del tipo de asistencia que sea preciso en cada momento.

En la actualidad la coordinación entre los distintos intervinientes en una emergencia viene dada por los **centros de coordinación de urgencias y emergencias** de cada una de las comunidades autónomas, que son los encargados de la gestión integral de todas las urgencias y emergencias que se produzcan dentro de su territorio. Un centro de coordinación de emergencias es un órgano de gestión integral de todos los recursos humanos o intervinientes que participan cuando se da una situación de urgencia o de emergencia, y al que la población accede a través de un número de teléfono único que es el 112. Estos centros de coordinación son los encargados de movilizar unos recursos u otros en función de la información aportada por el alertante o persona que realiza la llamada a este servicio (Figura 1).

http://www.youtube.com/watch?v=qd85s5zy5qg

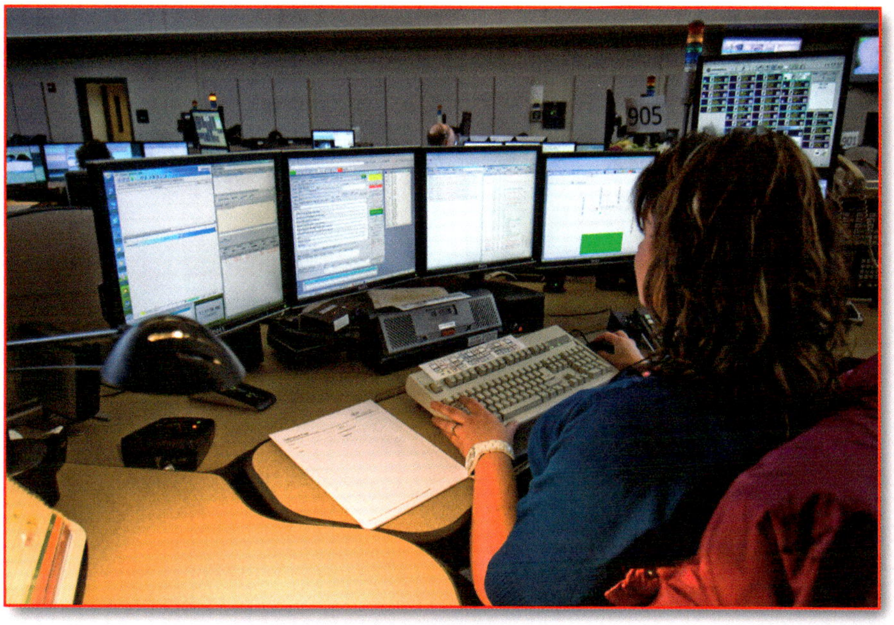

Figura 1. *Centro de coordinación de urgencias y emergencias.*

La Directiva comunitaria **91/396/CEE, de 29 de julio de 1991,** recoge el acuerdo para la creación de un teléfono único de emergencias a nivel europeo, acordando que desde ese momento sería el **teléfono 112,** el cual todos los países europeos han ido incorporando progresivamente. Se decidió este número de teléfono por ser breve y fácil de recordar para la mayoría de las personas. Este número de teléfono único para comunicar los sucesos y los centros de coordinación ha permitido unificar criterios en cuanto a las emergencias y así dotar a la población de un sistema más accesible, rápido y eficaz. De esta forma se han evitado que la gente, ante una emergencia, dudase en muchos casos si llamar a la policía, a una ambulancia, a ambos, o a cualquier otro servicio de urgencias o emergencias (Figura 2).

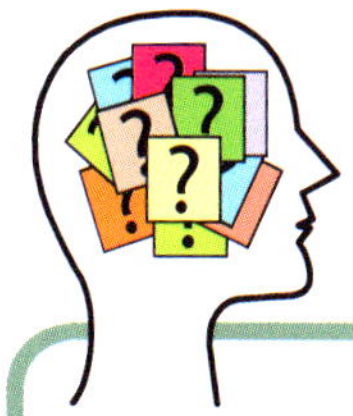

RECUERDA QUE

Los centros de emergencias tipo 112 graban todas sus conversaciones, disponen de traductores en varios idiomas e incluso un sistema para recibir llamadas de personas sordomudas.

La persona que realiza una llamada telefónica a un centro de coordinación de urgencias y emergencias del tipo 112 es conocida con el nombre de **alertante.** La persona que recibe la llamada del alertante en el centro de coordinación es conocida como **operador de demanda.** Este operador, al mismo tiempo que el alertante le está transmitiendo la información, esta se traspasa a soporte informático a través de los http://www.youtube.com/watch?v=y-rqOVlGPwM

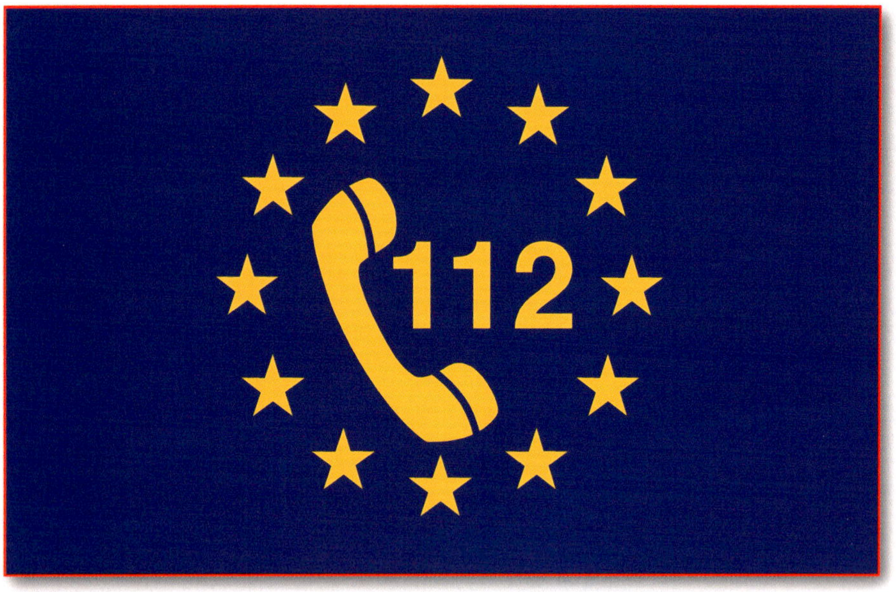

Figura 2. *Teléfono 112 a nivel europeo.*

formularios de demanda, que son una serie de preguntas protocolizadas que intentan obtener el máximo de información en el menor tiempo posible. De esta manera se consiguen ordenar los datos recibidos para ofrecer una respuesta acorde con la demanda. Esta información a su vez es visualizada de manera simultánea por los **operadores de respuesta,** que son los encargados de asignar unos recursos u otros en función del tipo de urgencia o emergencia del que se trate. En el caso de llamadas de tipo sanitario, mientras el operador realiza el formulario de demanda un **médico directivo o coordinador** puede escuchar simultáneamente la conversación para asignar el recurso sanitario más apropiado para cada caso. Los recursos sanitarios que se pueden activar ante una demanda de tipo sanitario son:

- **Ambulancia No Asistencial (A.N.A.):** este tipo de transporte sanitario es el que se asigna para hacer traslados de pacientes desde sus domicilios o vía pública hasta el centro sanitario que se le haya indicado, siempre que el motivo de la asistencia no requiera ningún tipo de cuidado sanitario previo al transporte ni durante el mismo.

- **Soporte Vital Básico (S.V.B.):** se trata de unidades móviles de tipo sanitario que están formadas por Técnicos en Emergencias Sanitarias y las cuales no disponen de médico. Un SVB solo será asignado para la atención de pacientes con patologías de tipo leve.

- **Soporte Vital Avanzado (S.V.A.):** se trata de unidades móviles de tipo sanitario que están formadas como mínimo por un conductor que realiza también las funciones de técnico, un enfermero y un médico. Este tipo de ambulancias solo se asignan en el caso de patologías de tipo grave (Figura 3).

http://www.youtube.com/watch?v=CTKlOmlpsOo

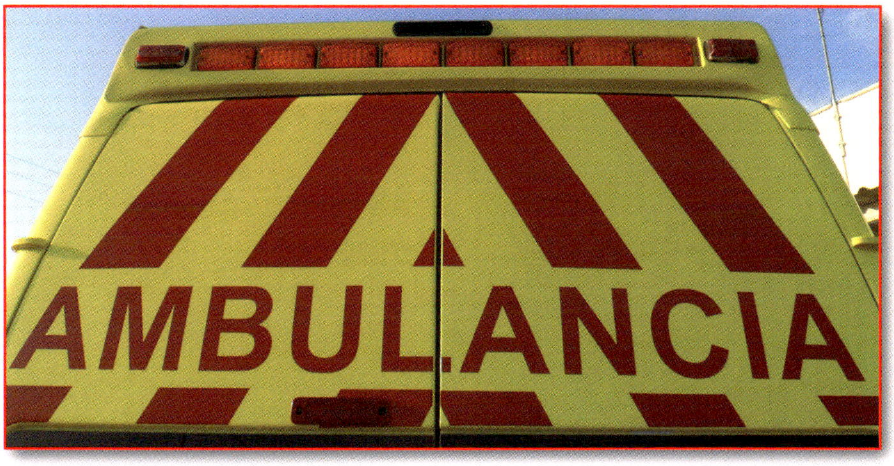

Figura 3. *Ambulancia asistencial.*

Los centros de coordinación de emergencias son los encargados de seguir todo el proceso de la emergencia, desde que se realiza la llamada hasta que se da por terminado el aviso.

Los sistemas de emergencias no solo se basan en la asistencia sanitaria extrahospitalaria como pueden ser las ambulancias, sino que están integrados por órganos de diverso ámbito como por ejemplo bomberos, policía, salvamento y rescate en playas, protección civil, centros hospitalarios, etc. La activación de unos recursos u otros se hará de manera conjunta y coordinada por el centro de coordinación de emergencias en cada caso; además son los encargados de realizar el seguimiento de la demanda desde que entra la llamada hasta que se da por finalizado el aviso.

2. OBJETIVOS Y LÍMITES DE LOS PRIMEROS AUXILIOS

Los primeros auxilios son los cuidados inmediatos, adecuados y provisionales prestados a las personas accidentadas o con algún tipo de afección, antes de ser atendidos por profesionales de la asistencia sanitaria extrahospitalaria o en un centro sanitario asistencial. Los primeros auxilios son técnicas básicas que, aplicadas en los primeros momentos de un accidente o enfermedad, pueden minimizar las lesiones o incluso llegar a salvar vidas.

Objetivos de los primeros auxilios

- Conservar la vida.
- Evitar complicaciones físicas y psicológicas.
- Reducir las posibles secuelas y ayudar a la recuperación.
- Asegurar el traslado de los accidentados a un centro asistencial.

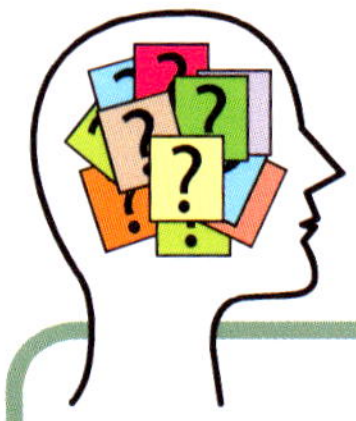

RECUERDA QUE

En caso de duda sobre lo que debemos hacer o no, el operador del 112 podrá indicarnos la forma más correcta de actuar en cada caso.

Ante una persona que requiere una atención de primeros auxilios se deben seguir y recordar siempre las siguientes normas:

- **Proteger la zona.** Antes de aplicar cualquier asistencia de primeros auxilios debemos asegurarnos de que la zona en la que estamos es segura, que no existen posibilidades de que nosotros mismos u otras personas puedan resultar dañadas como consecuencia de esta situación.
- **Actuar si se tiene la seguridad de lo que se va a hacer.** Si existen dudas sobre lo que se debe o no se debe hacer es mejor no hacer nada, ya que nuestra actuación puede agravar las lesiones del accidentado.
- **Conservar la tranquilidad.** No solo debemos estar nosotros tranquilos como personas que prestamos auxilio, sino hacer todo lo posible por transmitir confianza al propio accidentado y a su entorno si lo hubiera. Si mantenemos la tranquilidad evitaremos agravar la situación o tomar decisiones poco favorables para el accidentado.
- **Seguir con atención las instrucciones e indicaciones** que nos puedan dar a través del teléfono de emergencias **112** a la espera de la llegada de una ambulancia (siempre que sea necesario).

Los límites de los primeros auxilios se basan en nuestros propios conocimientos y la práctica que tengamos en estos asuntos. Es conveniente recordar que cada tipo de accidente o de afección requiere seguir unas pautas concretas y muy precisas, ya que cada una de ellas requiere distintos tipos de asistencia. También es conveniente recordar que ninguna persona, a excepción de un médico, es capaz ni está capacitada para tomar decisiones frente a un accidentado.

Una persona que presta primeros auxilios puede colaborar y ayudar a que la situación de una persona accidentada o enferma no empeore, pero tampoco debemos hacernos los héroes o tomar decisiones por nuestra cuenta, ya que en la mayoría de los casos lo que haremos será agravar la situación de la persona afectada.

A continuación vamos a describir una serie de acciones que, como auxiliadores de otra persona, **nunca** debemos hacer:

- Administrar medicación a un accidentado.
- Tocar las heridas directamente con las manos si no se dispone de guantes, ya que podremos infectar la herida o infectarnos nosotros mismos con las posibles enfermedades que pudiera tener el accidentado.

- Lavar las heridas profundas (simplemente deben cubrirse con apósitos o paños húmedos y limpios).
- Emplear algodón o adhesivos para taponar las heridas.
- Coser heridas.
- Dar líquidos por vía oral a personas con alteración de consciencia.
- Mover a personas que hayan sufrido un traumatismo grave como una caída desde altura o un accidente de tráfico (salvo que en el lugar que estén corran peligro inmediato).
- Retirar el casco a un motorista accidentado.

Cualquier persona que acuda en auxilio de otra no debe temer si la situación con la que se encuentra le supera, ya que hay que tener en cuenta que, por poco que hagamos en beneficio de otra persona cuando necesita nuestra ayuda, siempre será mucho para ella, aunque en algunos casos lo máximo que podamos hacer sea acompañarla y tranquilizarla en espera de que llegue la asistencia sanitaria extrahospitalaria.

3. MARCO LEGAL, RESPONSABILIDAD Y ÉTICA PROFESIONAL

Como habitantes de esta sociedad en la que vivimos, hemos de saber que no solo tenemos la obligación moral, ética y humana de asistir a las personas que requieran de nuestra ayuda, sino que estamos obligados legalmente a hacerlo. Cualquier persona que haya sufrido un accidente o que se encuentre gravemente enferma tiene el derecho de ser atendida y auxiliada por el resto de personas que tengan conocimiento directo de esta situación y están obligados a prestar auxilio ante la petición de esta.

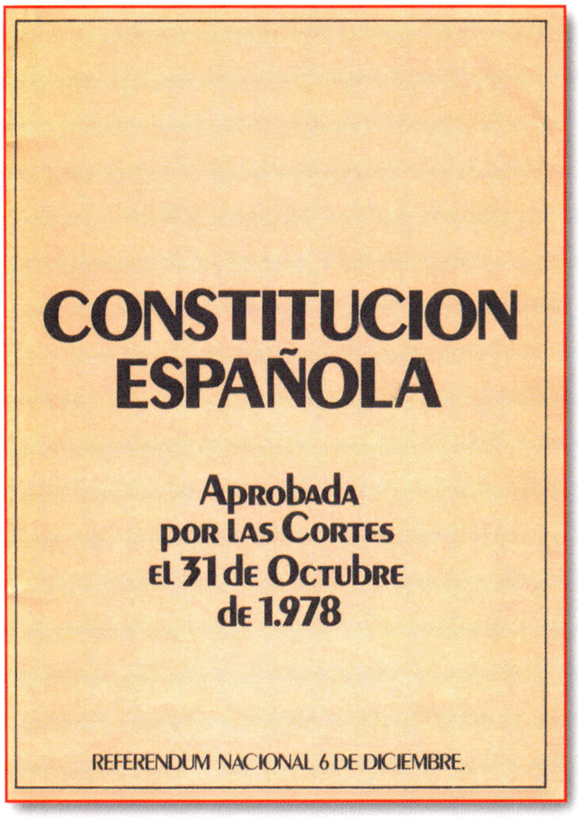

Figura 4 . *Constitución Española.*

En España existe un marco legal que nos obliga como ciudadanos a prestar asistencia a quien lo necesite y, además, reconoce los derechos del accidentado o enfermo a recibir asistencia. En primer lugar la **Constitución Española,** en su **artículo 15,** reconoce el derecho de toda persona a la vida y a su integridad física y moral, en el **artículo 43.1** del mismo texto queda reconocido el derecho a la protección de la salud (Figura 4).

https://www.boe.es/boe/dias/1995/11/24/pdfs/A33987-34058.pdf

Por otra parte, el **Código Penal** español (Figura 5) recoge en su **artículo 195** las penas por el delito de **omisión del deber de socorro.** Dice literalmente lo siguiente:

1. *El que no socorriere a una persona que se halle desamparada y en peligro manifiesto y grave, cuando pudiere hacerlo sin riesgo propio ni de terceros, será castigado con la pena de multa de tres a doce meses.*
2. *En las mismas penas incurrirá el que, impedido de prestar socorro, no demande con urgencia auxilio ajeno.*

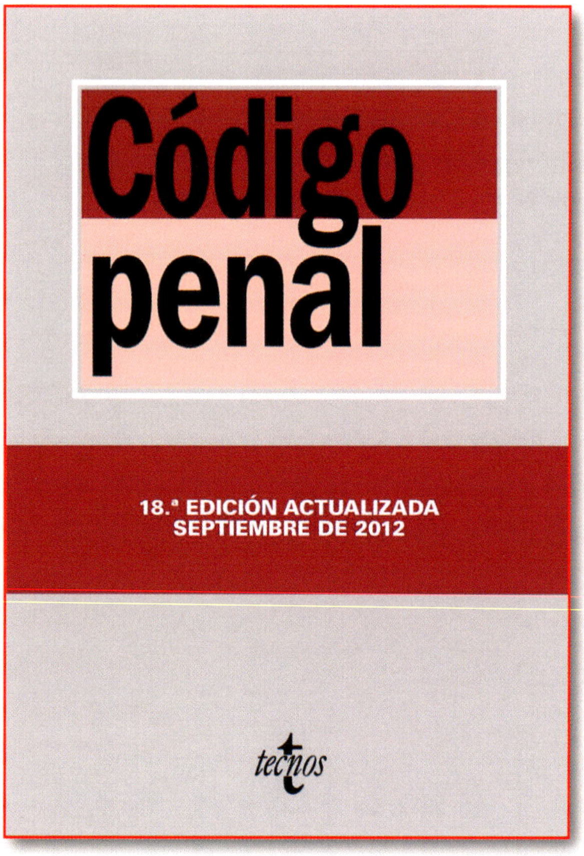

Figura 5. *Código Penal español.*

En vista de lo previsto en este artículo del Código Penal, podemos deducir que toda persona tiene el deber de auxiliar a otra que se encuentre en una situación de peligro manifiesto, pero siempre que dicho auxilio no suponga un peligro para la persona que presta el auxilio ni para terceras personas.

En el **artículo 196 del Código Penal** se continúa hablando del delito por **omisión del deber de socorro** pero, en este caso, si este delito lo cometiera un **profesional sanitario,** es decir, una persona que se dedique profesionalmente a la atención sanitaria, dice textualmente lo siguiente:

"El profesional que, estando obligado a ello, denegare asistencia sanitaria o abandonare los servicios sanitarios, cuando de la denegación o abandono se derive riesgo grave para la salud de las personas, será castigado con las penas del artículo precedente en su mitad superior y con la de inhabilitación especial para empleo o cargo público, profesión u oficio, por tiempo de seis meses a tres años".

En este caso, este artículo del Código Penal dicta que, además de las penas de prisión, el profesional sanitario que no atienda a la persona que se encuentre en riesgo grave será sancionado con una inhabilitación profesional de manera adicional.

La responsabilidad personal conlleva la obligación de responder de los propios actos, no solo desde el ámbito moral sino también desde el ámbito legal de modo que, cuando se actúa de modo negligente o se omite el deber de auxiliar, esta persona adoptaría una conducta con consecuencias jurídicas, tanto civiles como penales. Todo accidentado o persona gravemente enferma tiene derecho a la vida, a que se le den cuidados y atención sanitaria, a que se le respete y a que se preserve su intimidad.

Las **responsabilidades del socorrista** o persona que presta los primeros auxilios son:

- Evaluar la situación con rapidez y seguridad.
- Evitar que se produzcan nuevos daños o accidentes.
- Solicitar la ayuda apropiada a través del teléfono único de emergencias 112.
- Identificar, siempre que sea posible, la naturaleza de la enfermedad o consecuencias del accidente.
- Aplicar un tratamiento básico y adecuado a las víctimas, priorizando según gravedad en el caso de que haya varios afectados.
- Informar de la situación cuando llegue la asistencia sanitaria y colaborar en las tareas que nos encomienden, si fuera necesario.

Cualquier profesional sanitario que no socorriera debidamente a un accidentado puede tener estar cometiendo un delito penal y, además, podrá ser inhabilitado para su trabajo.

Para que exista un delito, nuestra actuación como socorristas o auxiliadores de personas siempre tendrá que ir acompañada de un dolo o intención directa de causar daño, o bien actuar de manera negligente o sin la debida diligencia, omitiendo aquellos pasos indispensables que todo socorrista debería conocer. Por lo tanto, recuerda que **todos los profesionales sanitarios están obligados a conocer y recibir información y formación en materia de primeros auxilios.**

La **ética profesional** es la encargada de regular las actividades que se dan dentro del marco de una profesión y que afectan a los derechos humanos de las personas, así como de los valores sociales y personales. En el ámbito sanitario, la ética profesional se basa en los **códigos deontológicos,** que son un conjunto de normas y deberes para guiar a los profesionales en el ejercicio de su profesión destacando los valores que todo profesional debe seguir.

Dentro de la ética profesional y de nuestras obligaciones como profesionales sanitarios también está nuestra obligación de guardar el secreto profesional. El **secreto profesional** es el deber y la obligación de proteger la intimidad de la persona accidentada, tanto sus datos personales, las circunstancias del accidente como cualquier otro dato que tenga relación con el accidente. Está **totalmente prohibida la obtención de imágenes** en estos casos, ya sean fotos o vídeo y, por supuesto, su posterior difusión. Por todo ello no deberemos en ningún caso ofrecer información sobre el suceso ni a medios de comunicación, ni a personas ajenas a este hecho. Solo estamos autorizados a difundir este tipo de información a las personas relacionadas con el sistema de emergencias, ya sean policías, operadores del centro de

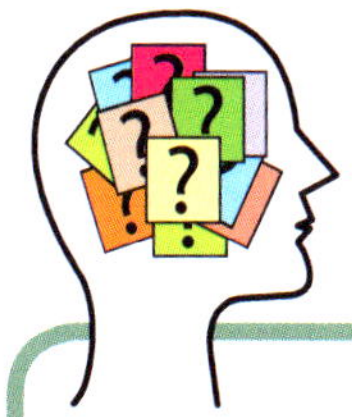

RECUERDA QUE

Está totalmente prohibida la captación de imágenes en los casos de asistencia a un herido. En caso contrario vulneraríamos su derecho a la intimidad e integridad moral.

coordinación, personal de asistencia sanitaria, etc. La vulneración de este derecho, además de ser una falta total de profesionalidad, puede conllevar acciones legales contra la persona que ignore este deber.

También cabe recordar que una persona que ejerza actos propios de una profesión sin poseer la titulación apropiada está incurriendo en un delito de intrusismo profesional.

4. TIPOS DE ACCIDENTES Y SUS CONSECUENCIAS

Los tipos de accidentes que nos podemos encontrar, tanto en nuestro ambiente de trabajo como en otros ámbitos, son muy variados y cada uno de ellos requerirá un tipo de asistencia de primeros auxilios diferente. La gravedad de un accidente dependerá de varios factores:

- **Edad del accidentado:** los niños y los ancianos son más vulnerables ante cualquier tipo de accidente y sus consecuencias serán mayores.
- **Parte del cuerpo donde se produzca la lesión:** la zona del cuerpo afectada por la lesión influirá en la gravedad.
- **Ámbito donde se produzca la lesión:** si se trata de un accidente doméstico normalmente las lesiones serán menores que si se produce en un ambiente industrial.
- **Mecanismo lesional:** es la forma y los factores por los que se produce una lesión.

http://www.youtube.com/watch?v=wSvTKYfnbrQ

Una vez vistos los factores de los cuales depende la gravedad de un accidente, a continuación pasaremos a clasificar los distintos tipos de accidentes más comunes que se pueden producir y sus posibles consecuencias.

4.1. Heridas

Son la pérdida de continuidad o rotura de la piel. Las heridas se clasifican de la siguiente forma:

- **Incisas:** son las que presentan bordes limpios y bien definidos.
- **Contusas:** son las que presentan bordes irregulares e indefinidos.
- **Inciso-contusas:** son la combinación de las anteriores.
- **Punzantes:** cuando exteriormente presentan un punto de entrada y tienen profundidad.

- **En colgajo:** cuando se levanta un trozo de piel y queda colgando.
- **Desgarros:** cuando hay pérdida de sustancia o trozos de piel.
- **Abrasión:** se produce por el arrastre de la piel contra una superficie. Es similar a una quemadura y de poca profundidad (Figura 6).

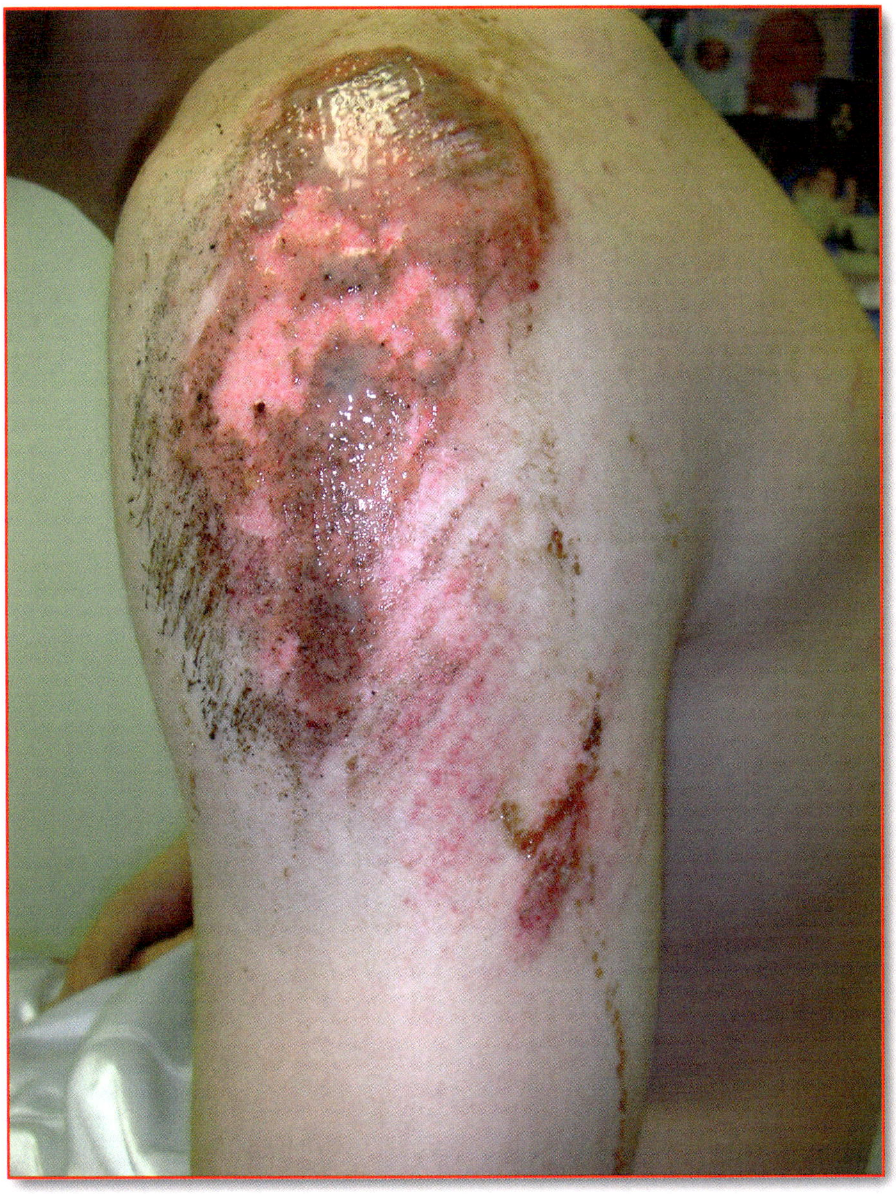

Figura 6. *Herida por abrasión.*

Las **consecuencias** que puede tener un accidentado que presenta heridas son:

- Dolor local en la zona donde se ha producido la herida.
- Sangrado de la zona afectada.
- Grave riesgo de infección, sobre todo si son extensas y profundas.

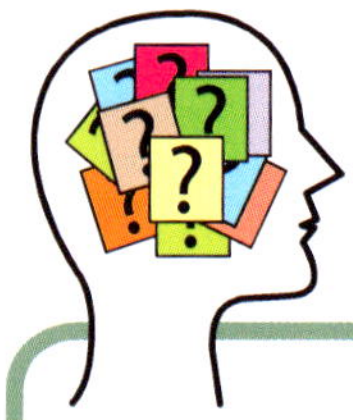

RECUERDA QUE

Una contusión es un golpe que no causa herida exterior y un traumatismo es una lesión de órganos o tejidos corporales.

http://www.youtube.com/watch?v=iEaEXYLv3N0

http://www.youtube.com/watch?v=_RVw9FhKMEc

4.2. Traumatismos

Un traumatismo es la lesión de órganos o tejidos corporales por acciones mecánicas externas. Se suelen producir cuando un objeto o elemento golpea nuestro cuerpo o cuando se produce una caída de la persona.

Los traumatismos se clasifican de la siguiente forma:

- **Contusión:** es una lesión que se produce sobre un cuerpo por la acción de golpes o caídas contra objetos duros y que no causan herida exterior.
  Las consecuencias de las contusiones son muy amplias y dependerán del mecanismo lesional, es decir, del elemento que las produzca y de la fuerza del impacto. Una contusión leve puede provocar un simple hematoma que no tendrá mayores complicaciones. Sin embargo, una contusión fuerte puede conllevar consecuencias más importantes, como una fractura o una hemorragia interna o hasta la pérdida del conocimiento.

- **Luxación:** es la dislocación de un hueso. Esta lesión se produce cuando las dos partes de una articulación quedan separadas. Las consecuencias de una luxación son:
  - Fuerte dolor en la articulación dislocada.
  - Deformidad evidente de la articulación afectada.
  - Hinchazón y posible aparición de un hematoma.
  - Impotencia funcional del miembro afectado.

- **Esguince:** es una lesión que se produce por un movimiento muy fuerte, violento o forzado de una articulación que crea una rotura o distensión de los ligamentos (Figura 7). Las consecuencias de un esguince son:
  - Fuerte dolor en la articulación donde se haya producido.
  - Inflamación de la articulación.
  - Aparición de un hematoma o equimosis.
  - Impotencia funcional del miembro afectado.

- **Fractura:** es la pérdida de continuidad o rotura de un hueso. Las fracturas pueden estar ocasionadas por contusiones, caídas o por la osteoporosis en el caso de personas mayores. La gravedad de la fractura también va a depender del mecanismo lesional que la haya provocado. La clasificación de los distintos tipos de fracturas es muy amplia, pero para la asistencia de primeros auxilios solo vamos a tener en cuenta dos tipos de fracturas (Figura 8):
  - **Cerradas:** si los huesos fracturados no rompen la piel y permanecen bajo ella.
  - **Abiertas:** si una parte de los huesos fracturados atraviesan la piel y salen al exterior provocando heridas.

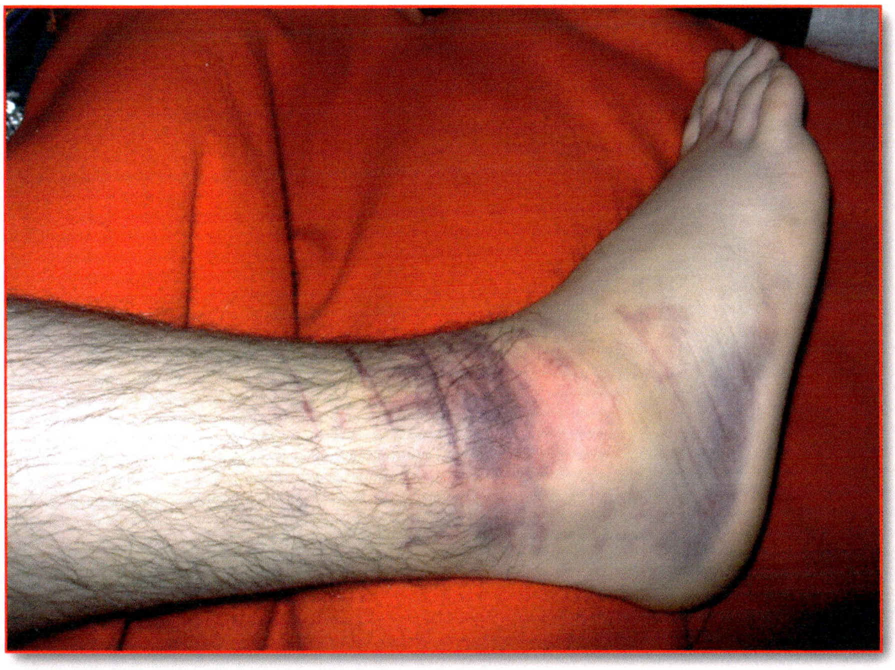

Figura 7. *Esguince de tobillo.*

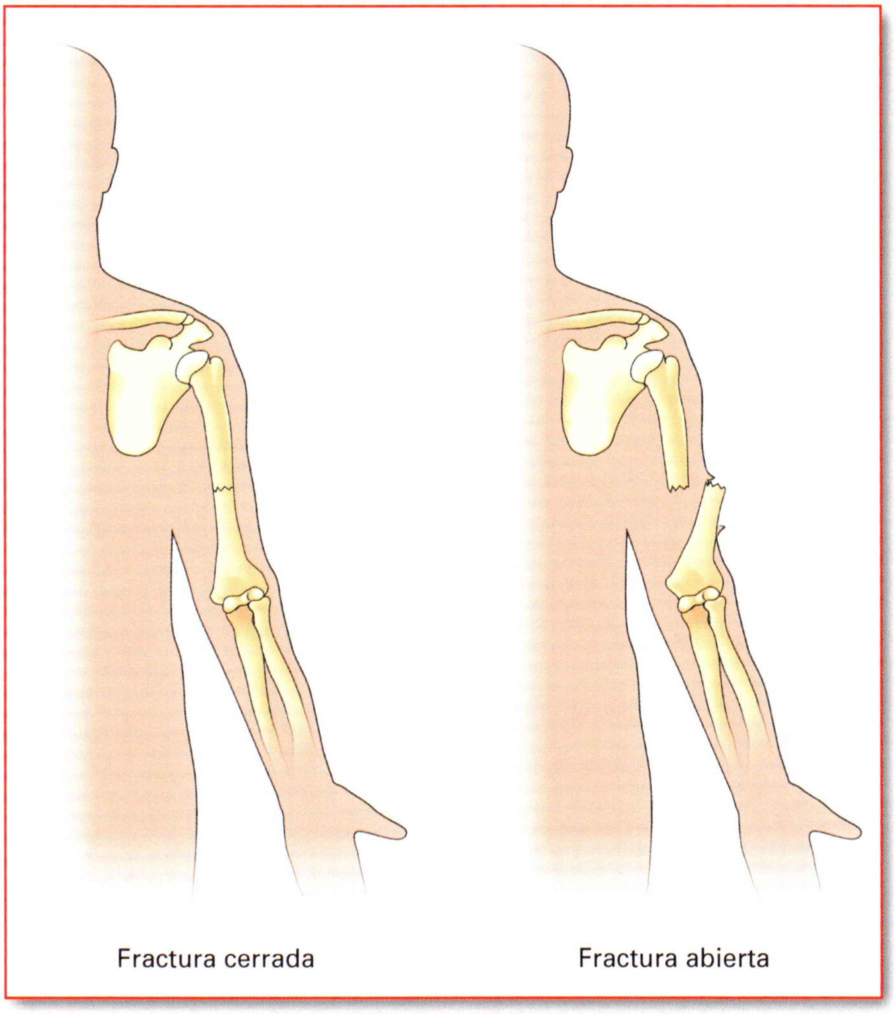

Figura 8. *Fractura cerrada y abierta.*

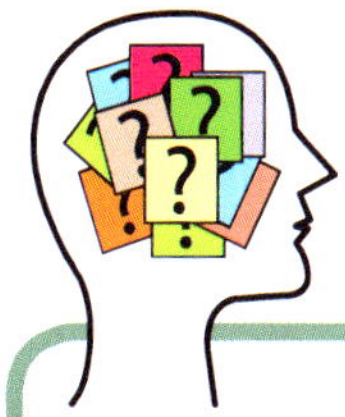

RECUERDA QUE

Una persona que presente varias fracturas de huesos largos se considera una emergencia médica, ya que esto supone una gran pérdida interna de sangre.

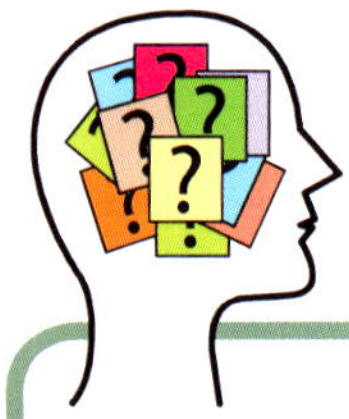

RECUERDA QUE

Un politraumatizado es aquel accidentado que presenta diversos traumatismos en distintas partes del cuerpo.

La gravedad y las consecuencias de las fracturas van a depender del hueso donde se haya producido la rotura y, en este caso, también del mecanismo lesional. Las **consecuencias** de una fractura son las siguientes:

- Deformidad evidente de la zona donde se haya producido la fractura.
- Aparición de hematomas o equimosis.
- Impotencia funcional del miembro afectado.
- Dolor en la zona de la fractura.
- Posible hemorragia interna si el hueso fracturado es de gran tamaño como el fémur, la cadera, la tibia, el cúbito, radio, etc. Si el accidentado se ha fracturado uno o varios de estos huesos puede constituir una auténtica emergencia médica por la pérdida interna de sangre que esto supone.

- **Amputación:** es el corte y separación de un miembro del cuerpo debido a un traumatismo. La amputación puede ser total (si el miembro está totalmente separado del cuerpo) o parcial (si aún hay alguna parte en contacto con el miembro afectado).

  Las **consecuencias** de una amputación son las siguientes:
  - Hemorragia severa, sobre todo nada más producirse.
  - Impotencia funcional del miembro amputado.
  - Aparición de hematomas o equimosis.
  - El dolor variará en función del tipo de amputación que se produzca. Paradójicamente, cuanto mayor es la amputación menor es el dolor que produce.

- **Traumatismo torácico:** es el que se localiza en la zona del tórax o parte superior del torso corporal. Las lesiones producidas por un traumatismo torácico también dependerán de la fuerza del golpe y del mecanismo lesional.

  Las consecuencias del traumatismo torácico son las siguientes:
  - Posibles fracturas de los huesos del tórax, como las costillas o el esternón.
  - Posibles lesiones o daños en los órganos que se localizan en el tórax, como los pulmones o el corazón. Presencia de hemorragias internas.
  - Dificultad respiratoria o disnea.
  - Alteración del ritmo del corazón.

- **Traumatismo abdominal:** es el traumatismo que se localiza en la zona del abdomen. Las lesiones que se produzcan dependerán de la fuerza del golpe y por supuesto del mecanismo lesional (Figura 9).

  Las **consecuencias** del traumatismo abdominal son las siguientes:
  - Posibles lesiones o daños de los órganos de la zona del abdomen, como pueden ser el bazo, el hígado, intestinos, etc.

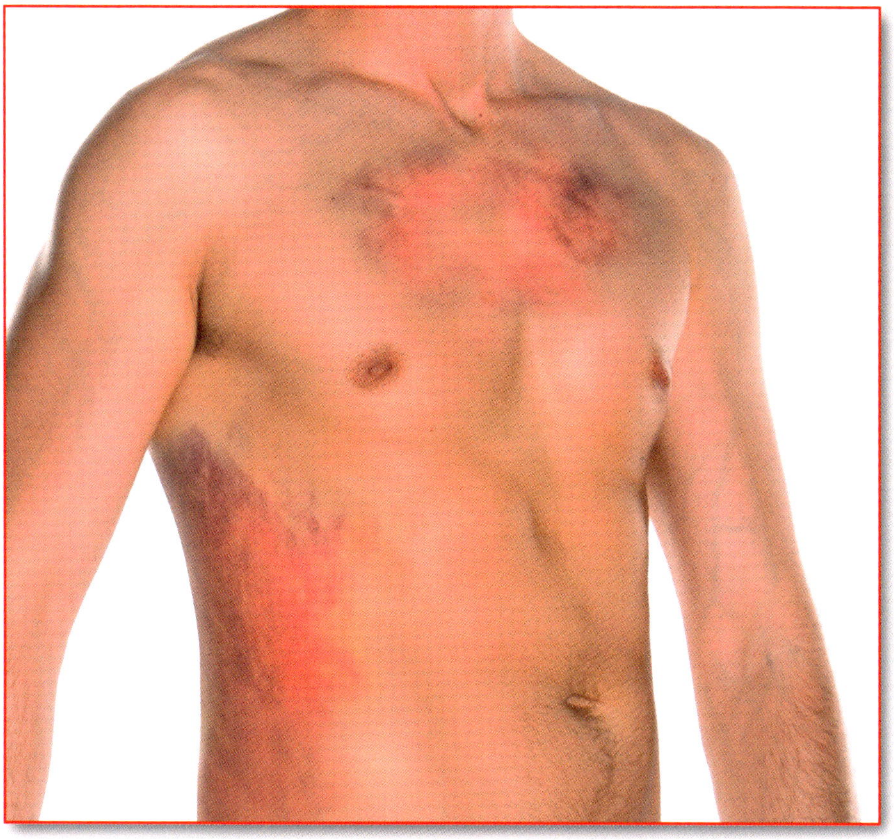

Figura 9. *Traumatismo torácico y abdominal.*

- Suelen provocar hemorragias internas. Esta es la peor consecuencia de todas.
- Dificultad respiratoria o disnea.

- **Traumatismo craneoencefálico (TCE):** es el deterioro físico del contenido del cráneo debido a un traumatismo en esta zona que puede llegar a alterar las funciones de los órganos que contiene. Si el traumatismo se diera en la cara sería un traumatismo facial, aunque si fuera muy fuerte y alterase las funciones cerebrales también podría ser considerado como un TCE. En muchas ocasiones este tipo de traumatismos no se exteriorizan, es decir, que exteriormente no hay signos evidentes de que se haya producido un daño en el cerebro, por lo tanto hay que tener siempre muy presentes sus consecuencias para poder detectarlo a tiempo (Figura 10).

  Las **consecuencias** de un TCE son las siguientes:
  - Deterioro del nivel de consciencia. El accidentado puede estar confuso, somnoliento o desorientado.
  - Alteración brusca de la capacidad de pensamiento, expresión verbal y atención. Cierto grado de amnesia.
  - Cambio brusco de las emociones pudiendo llegar a ser agresivo.
  - Si el TCE es muy grave puede llegar a la inconsciencia del accidentado.

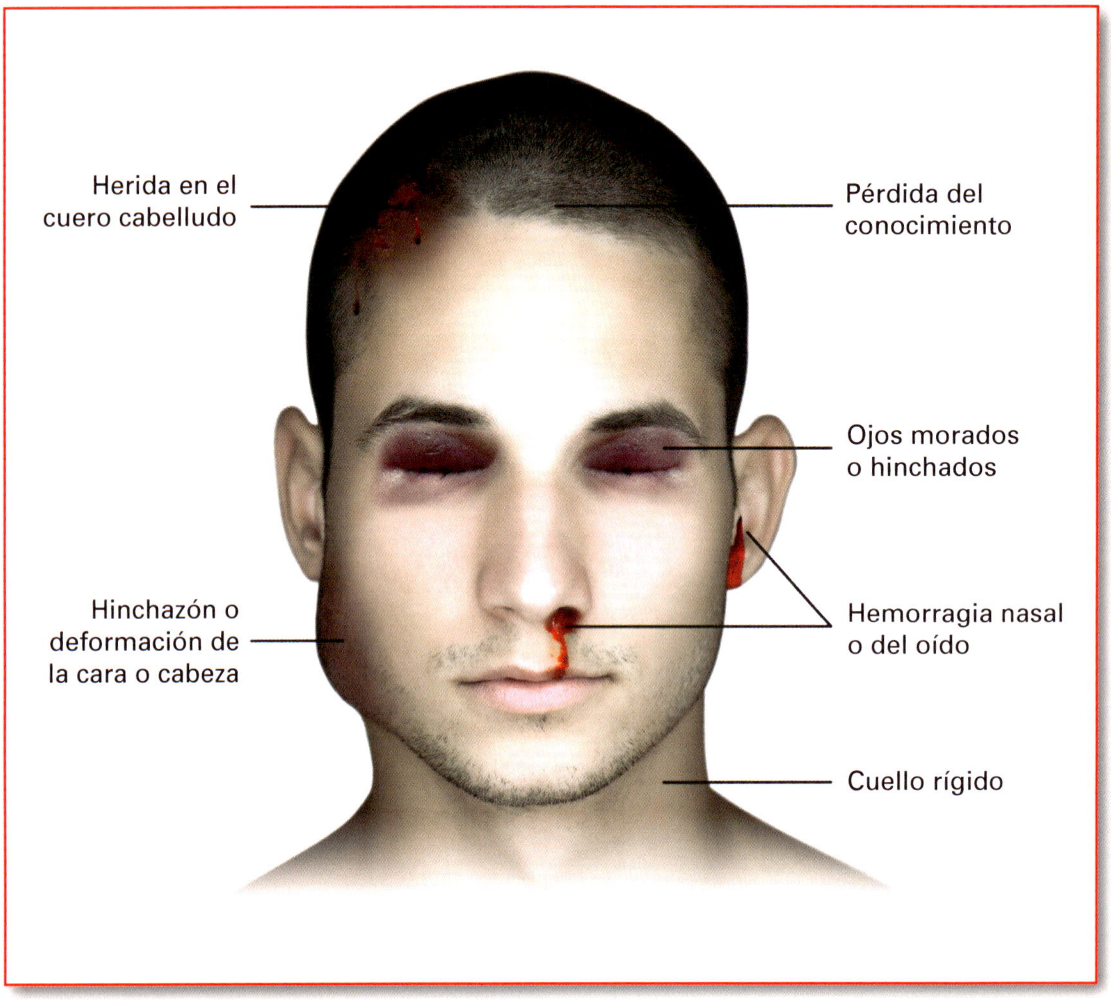

Figura 10. *Signos de un TCE.*

- Alteración de la respiración y del ritmo del corazón, pudiendo llegar incluso a la parada cardiorrespiratoria.
- Relajación de esfínteres.
- Pérdida de capacidad motora y de coordinación de movimientos.
- Secreción nasal o del oído, ojos morados, heridas en la cabeza y cuello rígido.

4.3. Intoxicaciones

Una intoxicación es la ingestión, exposición, inyección o inhalación de productos tóxicos en nuestro organismo. La gravedad de la intoxicación va a depender de la toxicidad del producto, de su cantidad y de la edad de la persona que haya sufrido dicha intoxicación. A continuación vamos a ver la clasificación de las distintas intoxicaciones que puede haber.

http://www.youtube.com/watch?v=nqfuGFEPDug

- **Etílicas:** son las producidas por el consumo excesivo de alcohol que producen una intoxicación de nuestro organismo o estado de embriaguez.
  Las **consecuencias** de las intoxicaciones etílicas son:
  - Somnolencia y alteración del estado de consciencia.
  - Pérdida de reflejos y capacidad motora.
  - Relajación de esfínteres.
  - Náuseas y vómitos.

- **Humo o gases:** es la intoxicación que se produce al inhalar productos tóxicos para nuestro organismo.
  Las **consecuencias** de las intoxicaciones por humo o gases son:
  - Pérdida del nivel de consciencia pudiendo llegar hasta la inconsciencia.
  - Cefalea y vasodilatación.
  - Dificultad respiratoria o disnea.
  - Taquicardia.
  - Convulsiones.

- **Alimentarias:** son las que se producen por el consumo de alimentos o bebidas en mal estado. En la mayor parte de las ocasiones suelen ser intoxicaciones de tipo leve, siempre que no lleven asociados cuadros de alergia. En otros casos pueden conllevar trastornos y alteraciones muy graves, como en el caso de la salmonelosis.
  Las **consecuencias** de las intoxicaciones alimentarias son:
  - Eritemas, rojeces o pequeños granos en la piel.
  - Náuseas y vómitos.
  - Diarrea y dolor en la zona abdominal.
  - En algunos casos puede dar fiebre.
  - Cefalea y malestar general.

- **Veneno de animales o de insectos:** son las intoxicaciones que se producen como consecuencia de la entrada de veneno en nuestro organismo debido a las mordeduras de animales o picaduras de insectos. Su gravedad dependerá del tipo de animal o de insecto que nos haya mordido o picado y de si somos alérgicos a su veneno o no. También son de carácter grave las picaduras en el interior de la boca, ya que pueden producir asfixia por la inflamación de la garganta (Figura 11).
  Las **consecuencias** de una intoxicación por veneno de animales son:
  - Eritema, quemazón e inflamación en la zona de la picadura o mordedura.
  - Mareo y dificultad respiratoria (en los casos de venenos muy tóxicos).
  - Agitación y nerviosismo del accidentado.

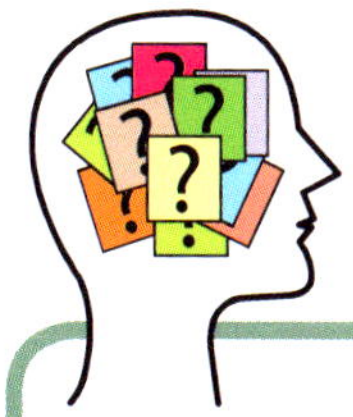

RECUERDA QUE

Las intoxicaciones etílicas producen vasodilatación periférica, por lo tanto hacen que disminuya la temperatura corporal. Por ello debemos abrigar a toda persona que se encuentre en estado de embriaguez.

http://www.youtube.com/watch?v=54pjH2putN4

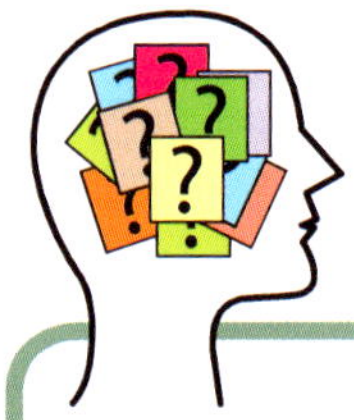

RECUERDA QUE

La picadura de algunos insectos, como las abejas, en determinadas personas puede provocar una reacción alérgica muy grave, llegando incluso a producir asfixia.

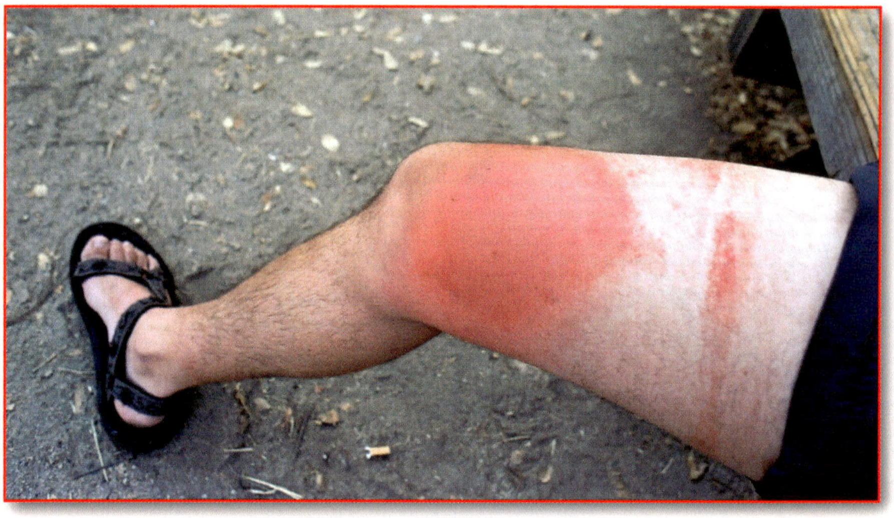

Figura 11. *Inflamación provocada por picadura de abeja.*

4.4. Quemaduras

Las quemaduras son lesiones que se producen en los tejidos, especialmente en la piel, debido al contacto con el fuego o el calor intenso, sustancias corrosivas, cáusticas y hasta incluso por el frío intenso. La gravedad de las quemaduras dependerá del tipo de agente que las produzca y del tiempo de exposición a este agente lesivo. Las quemaduras pueden clasificarse según el grado de afectación que produzcan de la siguiente forma (Figura 12):

- **Primer grado:** son las que afectan a la dermis o capa más externa de la piel. Se caracterizan por la formación de eritemas o rojeces. Se consideran de carácter leve si su extensión es pequeña. Si su extensión es amplia se consideraría como un caso grave y precisaría consulta médica, por lo tanto, las consecuencias de este tipo de quemaduras dependerán de su grado de extensión.

- **Segundo grado:** son las que afectan a la dermis y a la epidermis. Se caracterizan por la formación de ampollas y de eritemas. Las consecuencias de este tipo de quemaduras son graves, ya que pueden dejar cicatrices en la piel, por lo tanto se recomienda su análisis y tratamiento médico.

- **Tercer grado:** son las quemaduras de tipo más grave y afectan a todas las capas de la piel. Se caracterizan por el color blanquecino o negruzco de la zona afectada y paradójicamente no duelen, ya que llegan a destruirse las terminaciones nerviosas de la zona donde se ha producido la quemadura. Las consecuencias de este tipo de quemaduras son siempre graves y necesitan de una atención de tipo urgente y tratamiento médico.

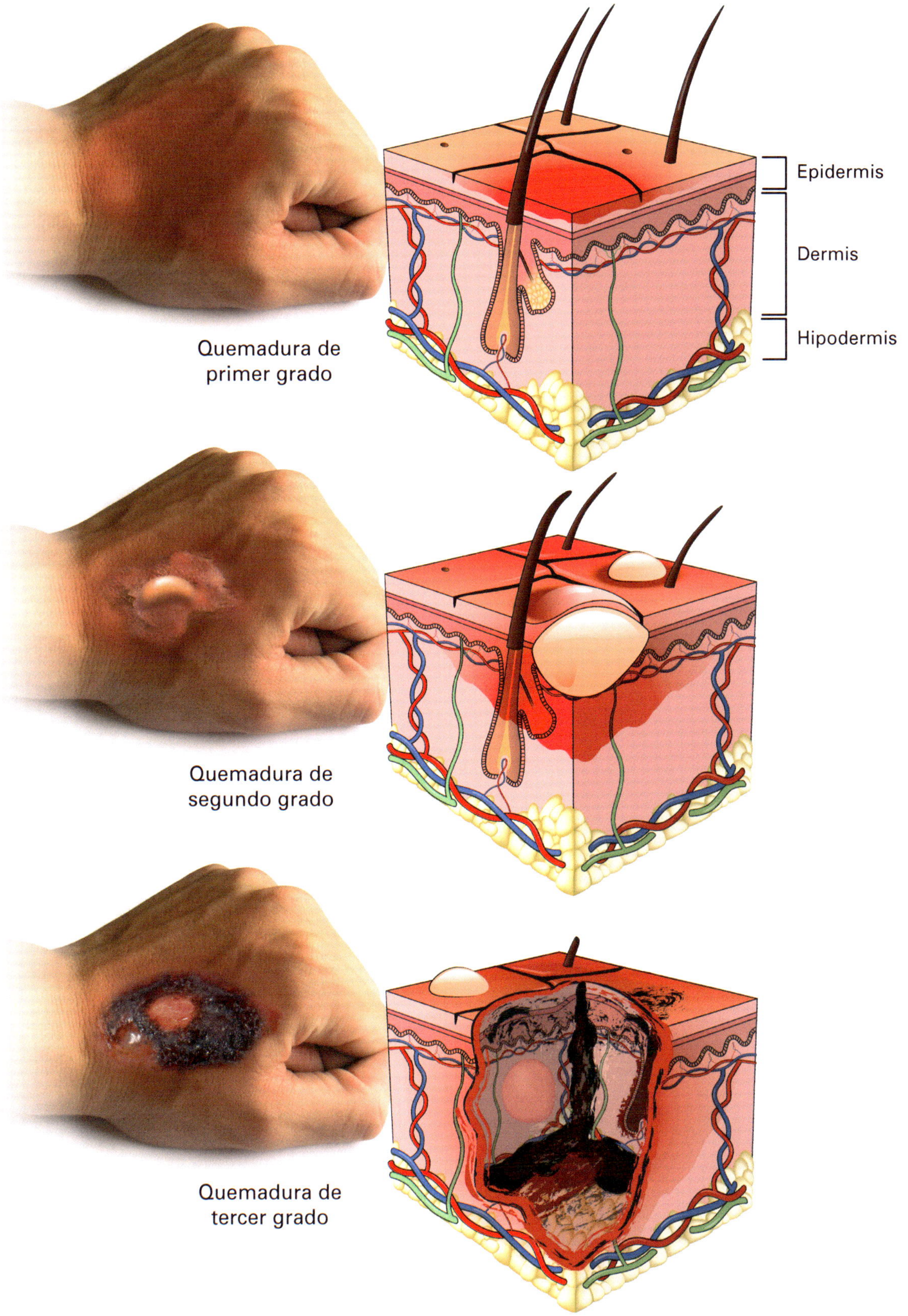

Figura 12. *Clasificación del grado de afectación de quemaduras.*

http://www.youtube.com/watch?v=d1OQJeD2dsU

Una fórmula para medir la superficie corporal quemada es tomando la superficie de la palma de la mano de la persona afectada como referencia, siendo su superficie equivalente al 1 % de la superficie total de su cuerpo. De esta forma podremos hacer un cálculo estimativo de la superficie corporal quemada.

La **insolación** es la exposición continuada a los rayos del sol y a las altas temperaturas. Si a la insolación le unimos una actividad física importante puede derivar en un **golpe de calor** debido a un aumento de la temperatura corporal. Los **síntomas** asociados a una insolación o golpe de calor suelen ser:

- Mareos y náuseas.
- Debilidad y cefalea.
- Piel seca y no sudorosa.
- Confusión, alucinaciones y pérdida temporal de la consciencia.
- Taquipnea y taquicardia.

Las consecuencias de una insolación o de un golpe de calor pueden ocasionar serios daños en nuestro organismo e incluso ser letales si no se tratan a tiempo.

4.5. Hemorragias

Una hemorragia es una salida de sangre fuera de los vasos sanguíneos debida a una rotura accidental o espontánea a causa de un traumatismo, herida o enfermedad previa. La gravedad de una hemorragia viene definida por:

- El volumen de sangre perdido.
- La velocidad con que se pierde la sangre.
- La edad de la persona.
- El estado previo del individuo.

Según el vaso sanguíneo que se vea afectado, las hemorragias se pueden clasificar en:

- **Hemorragia capilar:** es la que se produce por la rotura de un capilar o de los vasos sanguíneos más superficiales. Debido a que los capilares tienen poca presión sanguínea, esta hemorragia es de tipo lento y con escasa pérdida de sangre (Figura 13).

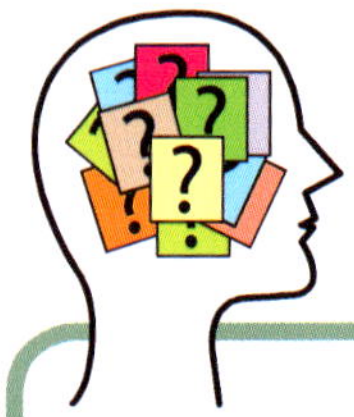

RECUERDA QUE

Un golpe de calor es una elevación anormal de la temperatura interna cuando el mecanismo de regulación de temperatura corporal no ha actuado debidamente; puede conducir incluso a la muerte de la persona.

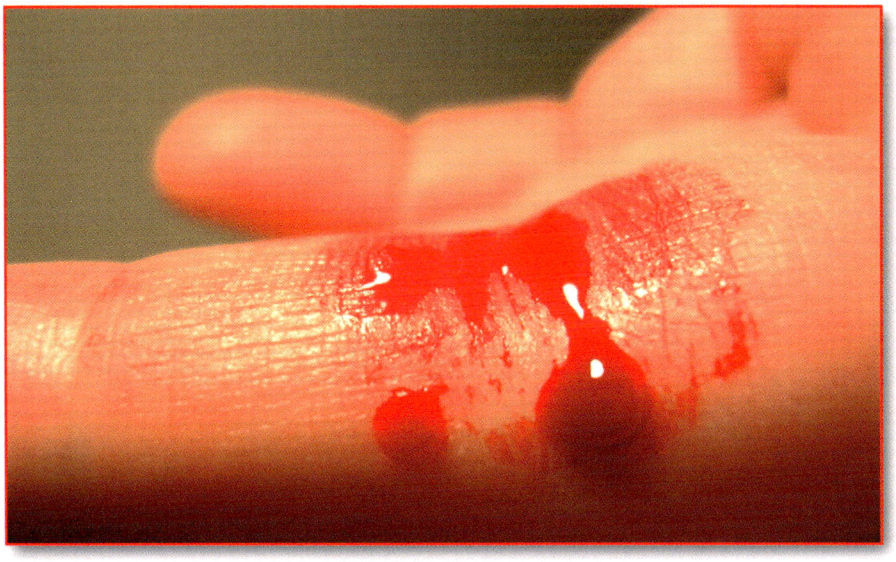

Figura 13. *Hemorragia capilar externa.*

- **Hemorragia venosa:** es la que se produce por la rotura de una vena y se caracteriza porque la sangre de este tipo de hemorragias es de color oscuro. Además sale de manera continua pero con poca presión.
- **Hemorragia arterial:** es la que se produce cuando se rompe una arteria. En este tipo de hemorragia la sangre sale de color rojo brillante y sale con fuerza pero de manera intermitente, coincidiendo con los pulsos del corazón. Es la más grave de todas porque se puede perder gran cantidad de sangre en poco tiempo.

En las hemorragias arteriales la sangre es de color rojo brillante y sale con fuerza pero intermitente. Es la hemorragia de tipo más grave por la cantidad de sangre que se puede perder en poco tiempo.

Las hemorragias también se pueden clasificar **según el lugar donde se expulse la sangre** en:

- **Hemorragias exteriorizadas:** son las que se producen en el interior del cuerpo pero que salen a través de algún orificio natural del cuerpo. Como ejemplo de hemorragias exteriorizadas tendríamos la epistaxis, que es una hemorragia nasal, o la otorragia, que es una hemorragia que se exterioriza a través del oído.
- **Hemorragias internas:** son aquellas que se producen en el interior del organismo pero que no salen al exterior. Son bastante peligrosas, ya que no se manifiestan exteriormente y por lo tanto no se pueden observar. Se puede sospechar que un accidentado tiene una hemorragia interna en traumatismos abdominales o torácicos severos y si el accidentado tiene signos y síntomas de shock.
- **Hemorragias externas:** son aquellas donde la sangre se vierte directamente al exterior a través de una herida superficial en la piel.

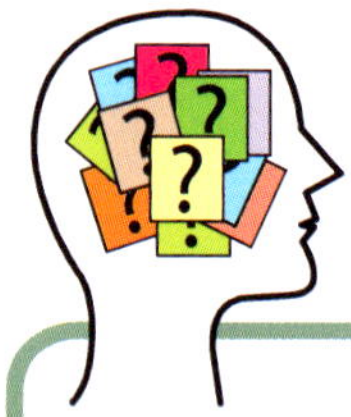

RECUERDA QUE

Una metrorragia es una hemorragia de tipo vaginal y una rectorragia es una hemorragia de tipo anal.

Las **consecuencias** que pueden llegar a tener las hemorragias dependerán de los factores de gravedad anteriormente citados y, además, pueden conllevar lo siguiente en el caso de que sean de tipo grave:

- Taquicardia y taquipnea.
- Mareos.
- Pérdida del nivel de consciencia.
- Visión borrosa y dificultad para atender órdenes directas.

4.6. Alergias

Una alergia es una reacción exagerada del sistema inmunitario de nuestro organismo ante la presencia de un alérgeno. Los alérgenos que desencadenan esta reacción son los antígenos que provienen de multitud de sustancias como el polvo, el polen, alimentos, venenos de animales, etc.

Las **consecuencias** de una alergia van a depender de la reacción que un alérgeno provoque en nuestro organismo, ya que en los casos más leves provocará mucosidad nasal y escozor en los ojos, pero en los casos más graves puede conducir a la muerte por asfixia debido a un edema de glotis. Las reacciones alérgicas más graves suelen ser las provocadas por los alimentos y por el veneno de animales o insectos, por lo tanto hay que observar muy bien la evolución de este tipo de alergias, ya que insistimos en que pueden tener consecuencias letales en pocos minutos a consecuencia de una anafilaxia.

5. SIGNOS DE COMPROMISO VITAL EN POBLACIONES ADULTA, INFANTIL Y LACTANTE

Los signos de compromiso vital en las distintas poblaciones de edad son la falta de respiración, la ausencia de pulso y la pérdida del conocimiento. Se denominan así porque la presencia de alguno de estos signos, o la combinación de todos, son un claro signo de que la vida de la persona accidentada está en grave riesgo. La mayor parte de las veces estos tres signos irán combinados, ya que una persona que no respira suele perder el pulso y además también la consciencia, aunque en algunas ocasiones la pérdida de consciencia no va asociada ni a la pérdida de la respiración ni a la ausencia de pulso.

En el caso de que concurra la ausencia de estos tres signos vitales dará lugar al comienzo inmediato de las maniobras de RCP que posteriormente veremos.

La **falta de respiración** en términos sanitarios se conoce como **apnea.** La apnea puede ser temporal, debida a un traumatismo torácico, por ejemplo, o puede ser definitiva, lo que se conoce también como **paro respiratorio.** El paro respiratorio constituye una auténtica emergencia y se tiene que corregir lo antes posible pidiendo ayuda a los servicios sanitarios.

El paro respiratorio en *niños y lactantes* suele ser debido en la mayoría de los casos a la asfixia, producida por un atragantamiento o por el cierre de las vías aéreas por un cuerpo extraño o por un cuadro alérgico de tipo grave. También puede ser causado por un traumatismo o una enfermedad de tipo grave, como la meningitis o la encefalitis, pero en la mayoría de los casos responde a una obstrucción de las vías respiratorias.

En los *adultos* el paro respiratorio suele estar asociado a traumatismos torácicos o TCE. En otras ocasiones el paro respiratorio viene a consecuencia de otras causas, como la ingesta de drogas o un fallo coronario asociado.

La **ausencia de pulso** se produce cuando el corazón no bombea sangre de una manera efectiva. Puede ser debido a un paro total del movimiento cardiaco, a contracciones muy débiles o por un número insuficiente de estas.

La ausencia de pulso *en niños y lactantes* puede estar provocada por un traumatismo torácico, una hemorragia severa o por una enfermedad que afecte de manera directa al corazón.

La ausencia de pulso en *adultos* puede estar provocada por un problema cardiaco, como una arritmia o un infarto agudo de miocardio. También puede estar provocada por un daño cerebral o del sistema nervioso, así como por traumatismos severos como un TCE o un traumatismo torácico.

La **pérdida de conocimiento** o pérdida de consciencia es cuando una persona entra en un estado de coma o comatoso, donde no responde a estímulos y pierde totalmente la capacidad de reacción frente a sí mismo y hacia su entorno durante un periodo prolongado de tiempo. La pérdida de conocimiento se debe a una falta de riego sanguíneo del cerebro o a un riego pobre en oxígeno a consecuencia, muchas veces, de un paro respiratorio o una insuficiencia respiratoria (Figura 14).

El paro respiratorio en niños y lactantes suele ser debido en la mayoría de los casos a la asfixia, sobre todo por atragantamiento o por un cuerpo extraño en las vías respiratorias.

RECUERDA QUE

Un síncope o desmayo es una pérdida del conocimiento por un periodo breve debido, entre otras causas, a ambientes calurosos, periodos de ayunas o ejercicios físicos muy intensos.

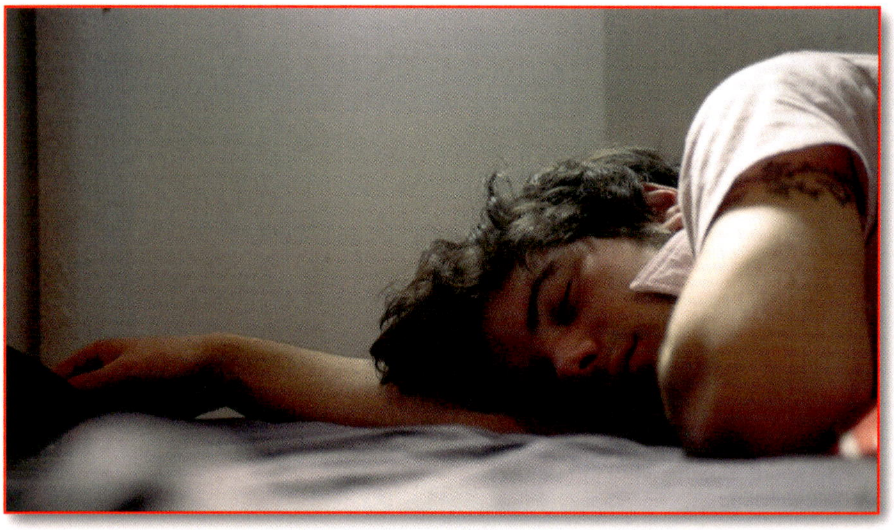

Figura 14. *Pérdida de conocimiento.*

La pérdida de conocimiento en *niños y lactantes* puede estar causada por un TCE, por una falta de oxígeno motivada por una asfixia o por otros diversos motivos. En muchos casos los niños entran en un estado comatoso cuando tienen cuadros febriles intensos, llegando incluso hasta convulsionar.

En el caso de los *adultos,* la pérdida de conocimiento suele estar originada por un TCE, daño en el sistema nervioso, paro respiratorio o circulatorio, entre otros. En los adultos puede llegar a ser frecuente o "normal" la pérdida del conocimiento por un periodo breve y esto no implica que haya ningún daño serio en nuestro organismo.

La pérdida del conocimiento o de la consciencia por un periodo breve de tiempo, y que no tenga asociación directa con ninguna patología, se conoce como **síncope,** aunque también puede ser conocida como desmayo, mareo, lipotimia, etc.

6. MÉTODOS Y MATERIALES DE PROTECCIÓN DE LA ZONA

http://www.youtube.com/watch?v=X0CaEP585Mg

En todos los casos en los que prestemos primeros auxilios a cualquier persona accidentada hay que seguir siempre la conducta **PAS.** Este sistema dicta que en primer lugar habrá que **proteger** la zona de actuación, en segundo lugar habrá que **avisar** a los servicios de emergencias y en último lugar **socorrer.**

Proteger Avisar Socorrer

Cuando en la conducta PAS se dice que en primer lugar hay que **proteger** la zona, se refiere a que hay que **eliminar o reducir el riesgo real y potencial** que pueda haber en la zona tras un accidente para el accidentado, nosotros mismos o para terceros.

En segundo lugar siempre debemos **avisar** a los servicios de urgencias y emergencias, a través del **teléfono 112,** para que acudan lo antes posible al lugar del accidente. En nuestra llamada deberemos dar el máximo de información posible sobre el lugar donde nos encontramos, cómo se ha producido el accidente y las consecuencias que ha tenido.

Una vez que hemos protegido la zona y hemos llamado a los servicios de emergencias, pasaremos a **socorrer** al accidentado para lo cual seguiremos una serie de pasos concretos en función del tipo de accidente que se haya producido.

Para proteger la zona deberemos siempre adaptarnos a las circunstancias del tipo de accidente que se haya producido, por lo tanto a continuación vamos a indicar una serie de métodos de protección de la zona que podemos llevar a cabo según el tipo de accidente:

- **Accidentes de tráfico:**
  - Señalaremos la zona del accidente con los triángulos reglamentarios para advertir a los demás conductores que se ha producido un accidente (Figura 15).
  - Nos colocaremos el chaleco reflectante para evitar ser atropellados.
  - Pediremos la participación de otros conductores o viandantes para que hagan señales a los vehículos que se aproximan para que disminuyan su velocidad o incluso se paren si es necesario.
  - Si el vehículo accidentado no se encuentra estable calzaremos las ruedas con piedras para evitar que se pueda mover y nos alejaremos de él por si pudiera caer sobre nosotros.
  - Quitaremos el contacto y las llaves del vehículo, siempre que sea posible.

- **Intoxicaciones por gases o por inhalación de productos tóxicos:**
  - Si la intoxicación se ha producido en un lugar cerrado, solo entraremos en la zona del accidente si estamos seguros de que no corremos riesgos al hacerlo.
  - Contendremos la respiración y, si es necesario, respiraremos a través de un paño o prenda de ropa gruesa.
  - Abriremos las ventanas o puertas para que la concentración de gases o tóxicos disminuya. No volveremos a entrar en ese lugar hasta estar seguros de que la concentración de gases o tóxicos ha disminuido.

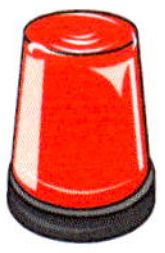

Proteger la zona del accidente o incidente es lo primero que tenemos que hacer sin excepción ante cualquier asistencia en primeros auxilios, para evitar nuevos accidentes.

http://www.youtube.com/watch?v=ojzlcwCtypM

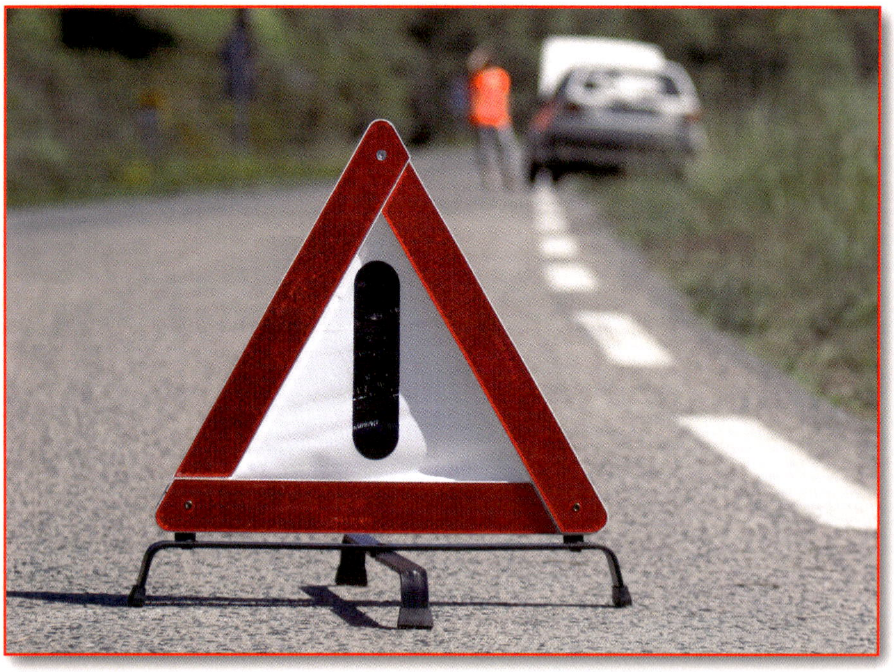

Figura 15. *Señalización de accidente o averías en carretera.*

- Nunca se debe entrar a rescatar a nadie al interior de una fosa séptica si no llevamos el equipo de respiración autónomo adecuado.

Accidentes ocasionados por electrocución:

- Desconectar la fuente principal de corriente.
- No tocar al accidentado ni aproximarse a él hasta estar seguros de que se ha cortado el suministro eléctrico.
- En los accidentes provocados por maquinaria, o en industrias, tendríamos además que desconectar o apagar el aparato o máquina que ha provocado el accidente. Tener presente el riesgo eléctrico de la maquinaria.

Accidentes en obras o construcción:

- Asegurarnos bien de que no haya objetos o elementos que puedan caer sobre nosotros, el accidentado o terceras personas.
- Verificar dónde pisamos y la forma más correcta de llegar hasta el accidentado. Solo lo haremos en el caso que sea totalmente seguro (Figura 16).

Estos son solo algunos ejemplos de los métodos que podemos emplear para proteger y asegurar la zona del accidente, obviamente deberemos adaptar estas medidas dependiendo del tipo de accidente del que se trate. Todas las medidas de protección de la zona de un accidente son temporales y provisionales a la espera de que lleguen los equipos de asistencia sanitaria, policía, bomberos, etc., y deberán ir destinadas a la protección del propio accidentado, de nosotros mismos

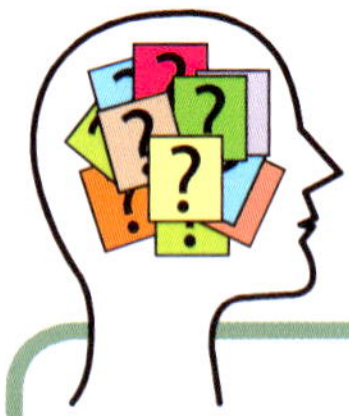

RECUERDA QUE

Si una habitación se encuentra llena de humo o de gases, con riesgo de explosión o de intoxicarnos también nosotros, deberemos esperar a que acudan al lugar los servicios profesionales de rescate, como los bomberos.

http://www.youtube.com/watch?v=JCrg2Wsuaw8

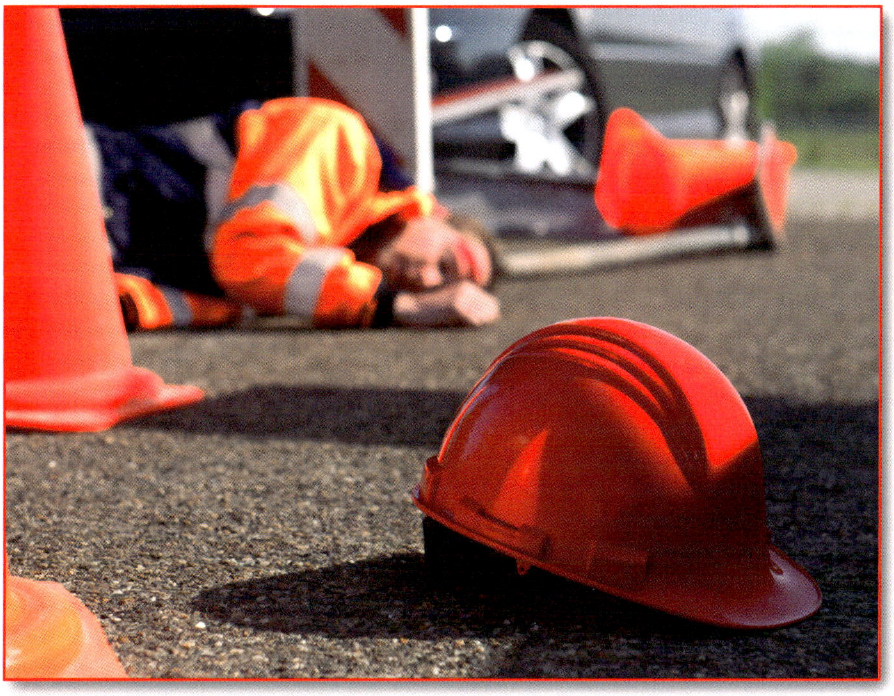

Figura 16. *Accidente en trabajos de construcción.*

y de las personas que se hallen en el entorno del lugar del accidente. Por lo tanto, antes de actuar debemos asegurarnos de que la zona es totalmente segura y solo accederemos a ella si estamos muy seguros de que nuestra vida o nuestra salud no están en peligro también.

7. MEDIDAS DE SEGURIDAD Y AUTOPROTECCIÓN PERSONAL

Cualquier profesional sanitario debe disponer en su lugar de trabajo de elementos de protección tan básicos como guantes, gafas protectoras, gasas, etc., pero si el accidente ocurre en otro lugar será difícil obtener este tipo de elementos. Las situaciones en las que se puede presentar el realizar actuaciones de primeros auxilios son muy diversas y siempre inesperadas, por lo tanto en la mayor parte de las ocasiones no nos será posible disponer de los materiales necesarios para garantizar nuestra propia seguridad y la del accidentado. Aun así, existen unas medidas básicas de seguridad y de autoprotección personal que debemos cumplir, tanto si los primeros auxilios los damos en nuestro ambiente de trabajo como en otro lugar, y son las siguientes:

- Hacer uso de **guantes desechables** siempre que estén disponibles. Si es invierno y llevamos guantes de piel también sería útil llevarlos puestos (Figura 17).

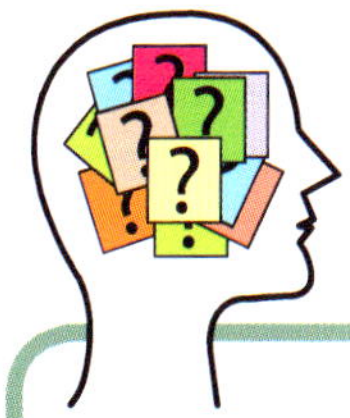

RECUERDA QUE

Las medidas de seguridad y autoprotección personal tienen dos objetivos: evitar nuestro propio contagio e infectar al propio accidentado.

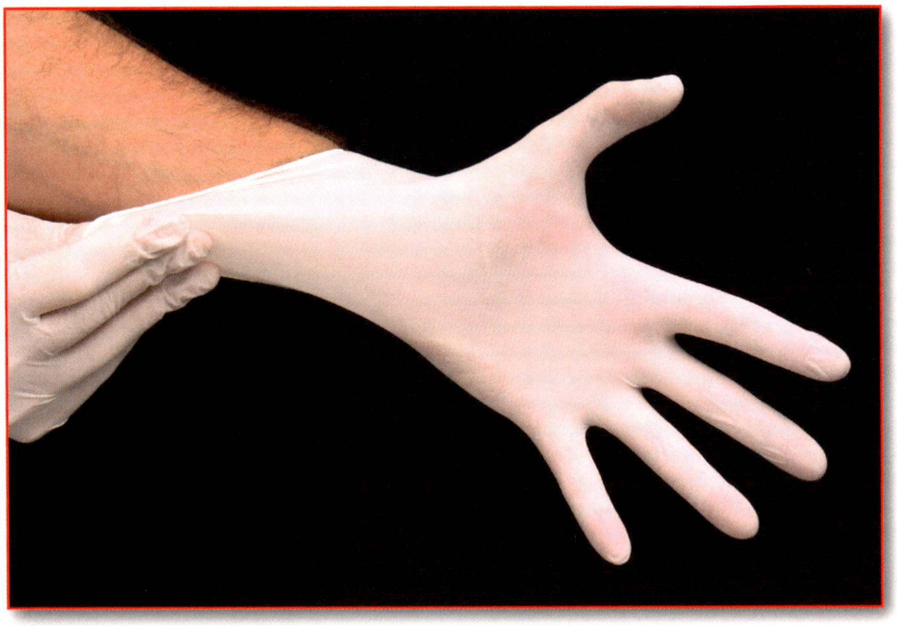

Figura 17. *Guantes de protección.*

- **Evitar el contacto directo con heridas abiertas,** ya que podemos contagiarnos con enfermedades como la hepatitis o el VIH. También recuerda que el contagio solo se producirá si tenemos un contacto directo de nuestra sangre con la del accidentado.
- Siempre que sea posible hay que **lavarse las manos** antes y después de la asistencia a un accidentado.
- Si no disponemos de **gafas de protección** ocular podemos hacer uso de nuestras propias gafas de sol o de visión para proteger nuestros ojos ante posibles salpicaduras, y siempre que la situación lo requiera y sea posible.
- **Evitar cortarse** con cristales o elementos cortantes que pueda haber en el entorno del accidentado, como cristales o jeringuillas.
- Para realizar las maniobras de RCP hay que **usar una mascarilla** para las insuflaciones o una bolsa de plástico con un orificio siempre que se decida realizar el boca a boca (esta práctica está actualmente en desuso y se recomienda cada vez menos realizarla). Si sospechamos que la persona a la que asistimos puede tener enfermedades transmisibles por vía aérea (como la tuberculosis) deberemos cubrirnos la boca con un pañuelo o camiseta anudada. En nuestro ambiente laboral casi con seguridad dispondremos de mascarillas para evitar contagios.
- **Evitar toser o estornudar sobre las heridas** de la persona accidentada.

- **No comer, beber o fumar** durante la atención de primeros auxilios. Solo debemos hacerlo una vez nos hayamos lavado las manos y cara debidamente tras la asistencia.
- **Lavar** de manera adecuada **toda la ropa** que haya podido estar en contacto con sangre o restos orgánicos de la persona accidentada. Si tenemos dudas podemos desecharla directamente.
- En el caso de que tengamos nosotros mismos heridas, debemos protegerlas del contacto directo con la persona accidentada con **apósitos impermeables.**
- No tocarse los ojos ni la boca sin antes habernos **lavado y desinfectado las manos.**

8. BOTIQUÍN DE PRIMEROS AUXILIOS

Como profesionales debemos descartar esa idea de que un botiquín es una caja llena de medicamentos, agua oxigenada y yodo como máximo. Un buen botiquín **debe estar lo más completo posible,** ser revisado con frecuencia y todas las personas deben saber dónde se encuentra. Por otro lado, debemos distinguir entre varios tipos de botiquines según dónde estén situados y, además, su contenido podrá variar un poco. A continuación vamos a destacar el contenido mínimo que deben tener los distintos tipos de botiquines:

http://www.youtube.com/watch?v=J1fc93rbvWo

8.1. Botiquín de casa

Este botiquín debe contar con los medicamentos más comunes que suelan ser usados por la familia, como antigripales, analgésicos o pomadas para las quemaduras, entre otros. Es muy importante conocer cada uno de los medicamentos que tenemos en nuestro botiquín casero, comprobar su fecha de caducidad y leer bien el prospecto para saber su posología y para qué está indicado cada uno. Además, debemos tener algunos elementos para realizar curas pequeñas en caso de ser necesario. Los componentes e instrumental mínimos recomendables de un botiquín casero son:

- Analgésicos y otros medicamentos de uso habitual prescritos siempre por un médico.
- Pomadas antiinflamatorias y para quemaduras.
- Desinfectantes y antisépticos como la povidona yodada y el agua oxigenada.

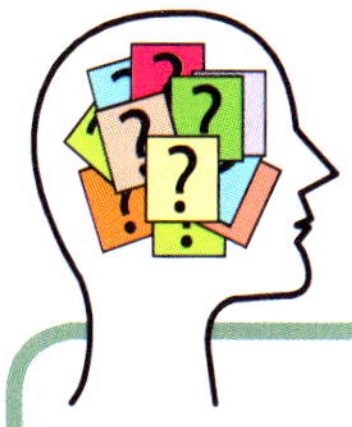

RECUERDA QUE

Nunca se debe practicar la automedicación; solo tomaremos aquellos medicamentos que nos haya prescrito un médico y en las cantidades que nos indique. Nunca daremos medicamentos a otra persona que no le hayan sido recetados.

http://www.youtube.com/watch?v=ux8YyxH3QBs

- Gasas estériles.
- Vendas y esparadrapo para hacer curas de urgencia.
- Apósitos adhesivos.
- Tijeras, pinzas y guantes desechables.
- Termómetro.
- Botellas pequeñas y unidosis de suero fisiológico para limpiar heridas o hacer lavado de ojos en caso de que fuera necesario.
- Pinzas de Magill para extraer objetos o comida que obstruyan las vías aéreas. Es recomendable conocer su uso y manejo antes de usarlas.

8.2. Botiquín de coche

Quizás pueda resultar extraño hablar de un botiquín en el coche, pero es uno de los lugares más apropiados para tenerlo debido a que nuestro coche normalmente siempre estará cerca de donde estemos nosotros, ya sea en el trabajo, en casa o si presenciamos un accidente en la vía pública. El botiquín del coche debe ir en una caja hermética para evitar que pueda afectarle la humedad. Además deberá de ser revisado con frecuencia para comprobar que sus componentes están en buen estado (Figura 18).

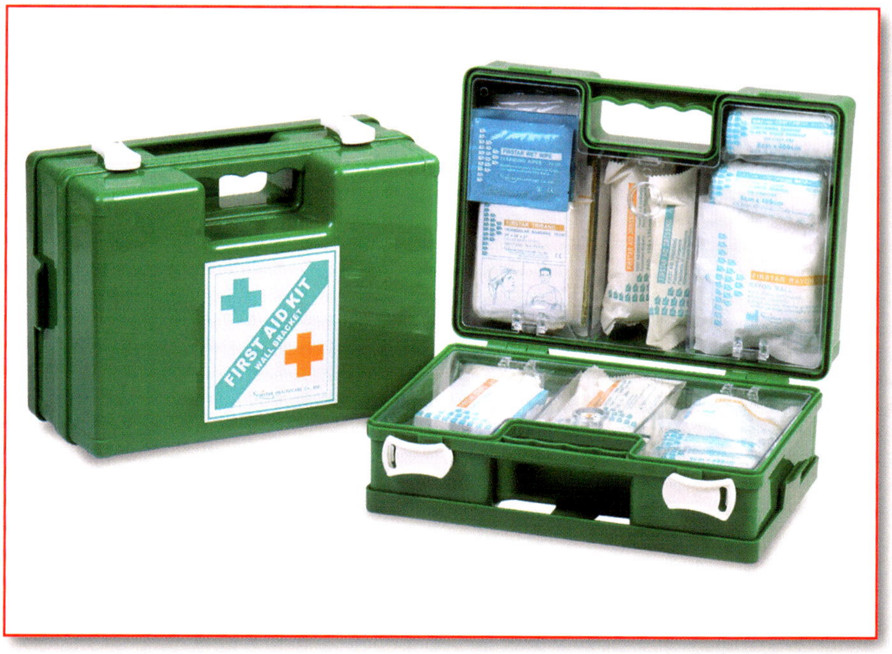

Figura 18. *Botiquín de coche.*

El contenido del botiquín del coche debe estar más orientado a hacer pequeñas curas, por lo tanto su contenido de medicamentos no es tan importante o es hasta incluso prescindible, ya que pueden verse alterados por el calor del interior del coche. Los componentes e instrumental mínimos recomendables de un botiquín de coche son:

- Mantas térmicas.
- Pinzas y tijeras.
- Gasas y vendas de varios tamaños.
- Guantes desechables.
- Esparadrapo.
- Suero fisiológico para limpiar heridas.
- Gafas protectoras.
- Mascarilla de RCP.
- Pinzas de Magill.
- Goma elástica de hemostasia para practicar torniquetes.
- Tijeras para cortar ropa y linterna.
- Líquido desinfectante para las manos (para limpiarnos tras una asistencia de primeros auxilios, no para limpiar al herido).

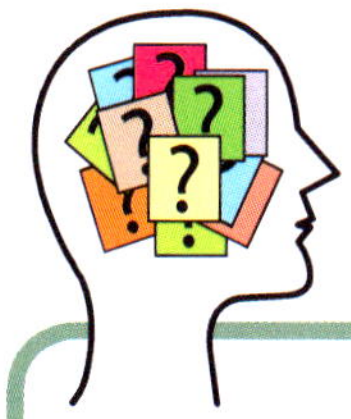

RECUERDA QUE

Los medicamentos deben estar siempre alejados del alcance de los niños, en un ambiente seco y fresco y evitando también los rayos solares directos.

8.3. Botiquín de empresa

Los encargados de la reposición y mantenimiento de los botiquines de las empresas son las mutuas aseguradoras. En el caso de empresas grandes puede ser una tarea del departamento de recursos humanos o de riesgos laborales. En este caso no vamos a detallar su contenido porque, dependiendo del tipo de empresa del que se trate, puede ser muy variable pero es una obligación comprobar que está completo y todo el personal debe saber dónde está ubicado.

9. PRIORIDADES DE ACTUACIÓN EN MÚLTIPLES VÍCTIMAS. MÉTODO DE TRIAJE SIMPLE

El **triaje** es la clasificación de los heridos o enfermos según su gravedad cuando la demanda de asistencia sanitaria supera a los recursos disponibles. Esta práctica comenzó en los campos de batalla para establecer un orden de prioridad en la atención a los heridos. En la actualidad se ha perfeccionado y estandarizado a nivel mundial y se sigue usando por los servicios de asistencia sanitaria extrahospitalaria en el caso de accidentes donde haya gran número de víctimas (Figura 19). Además este sistema también se emplea en los servicios de urgencia de los hospitales para establecer prioridades en la asistencia.

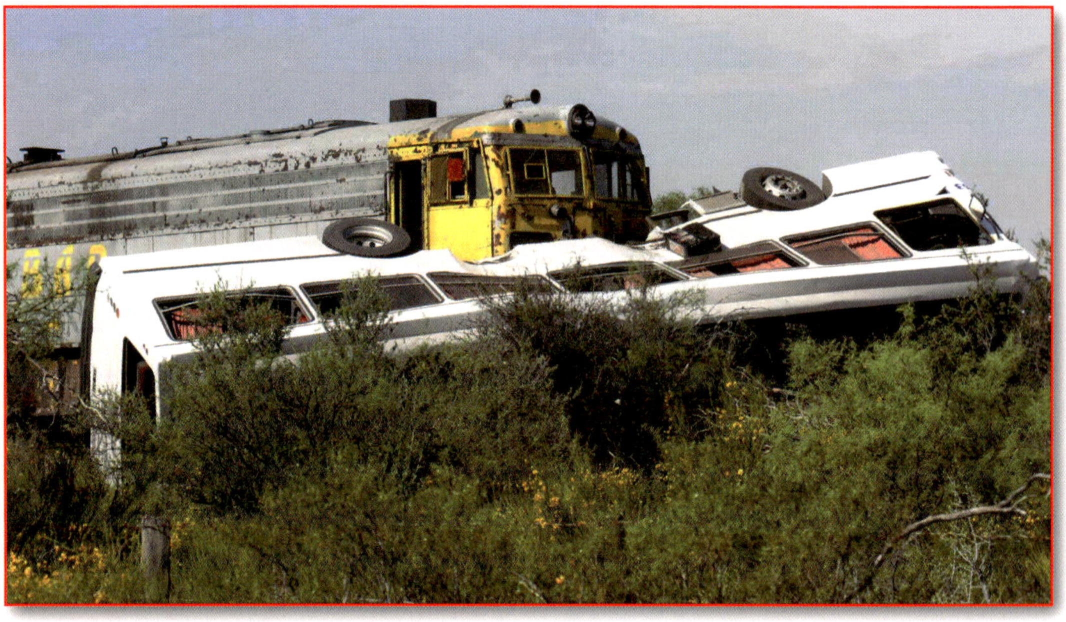

Figura 19. *Accidente de tren y autobús.*

El triaje en primeros auxilios solo tiene sentido si el número de afectados o de heridos es numeroso, si no, es evidente que no será necesario realizarlo. El objetivo principal del triaje es realizar una primera clasificación de los heridos hasta que los servicios sanitarios lleguen al lugar del siniestro. Una de las cosas más importantes a la hora de realizar un triaje es no perder la calma, estar muy seguro de lo que se hace y estar muy concentrado en esa labor.

En las labores de triaje solo se tienen en cuenta los signos vitales, que son:

- **La respiración.**
- **El pulso.**
- **El nivel de consciencia.**
- **La presencia o no de hemorragias.**

http://www.youtube.com/watch?v=AvgoJk3Eq9Y

En primer lugar, lo que haremos al llegar al lugar del accidente será gritar en voz alta: "¡las personas que puedan andar que se pongan juntas en una zona!". De esta forma haremos la primera clasificación global de manera inmediata, ya que **si una persona puede andar es porque respira bien,** tiene pulso y además su nivel de consciencia no está alterado.

RECUERDA QUE

En caso de que la situación nos desborde o tengamos dudas de cómo hacer un triaje, en un accidente múltiple podremos clasificar a los accidentados solamente como heridos y no heridos.

Por lo tanto, una vez hecha esta primera clasificación empezaremos a valorar a los heridos que no hayan podido atender esta orden, siempre comenzando por la persona que tengamos más cercana a nosotros comprobando si respira, si tiene pulso y su nivel de consciencia. Además comprobaremos si presenta hemorragias o no. El **tiempo máximo para realizar cada evaluación será de 10 segundos** y a continuación pasaremos al siguiente herido.

De esta forma iremos haciendo la clasificación de todos los heridos hasta establecer un orden de prioridad en su asistencia. Las únicas "maniobras salvadoras" o de primeros auxilios que están permitidas durante el triaje son:

- **Apertura de la vía aérea** mediante la maniobra frente-mentón, en el caso de que el herido no respire.
- **Taponar heridas** que sangren abundantemente.

Una vez hecha la clasificación pasaremos a atender a los heridos según el orden de prioridad o triaje que hayamos realizado. Tradicionalmente, siempre se ha dicho que en primer lugar hay que atender a las personas que no respiran, que no tienen pulso y que están inconscientes, pero si una persona no presenta ninguno de los signos vitales significa que está muerta, por lo tanto no servirá de mucho iniciar las maniobras de RCP con una persona muerta pudiendo atender a otras personas que, de no atenderlas, pueden morir también. Recuerda que esto solo se haría en el caso de que hubiera gran cantidad de heridos y los socorristas no pudieran atender a todos a la vez.

RECUERDA QUE

La clasificación de los heridos o triaje por colores solo la emplean los profesionales de las emergencias sanitarias extrahospitalarias.

Es preciso recordar que no hay que atender en primer lugar a aquellos que más griten o pidan auxilio a gritos, ya que una persona que puede gritar y pedir ayuda es sinónimo de que respira, tiene pulso y que su estado de consciencia no está alterado.

La clasificación dentro del triaje se hace siempre por colores y cada color tiene un orden de prioridad en la asistencia (Figura 20). Los colores son los siguientes:

- **Verde:** es el color que se le asigna a los heridos de poca gravedad o a las personas que no se han visto muy afectadas por el accidente.
- **Amarillo:** es el color que se le asigna a aquellos heridos que presentan signos de urgencia pero que su atención puede ser algo demorable, es decir que, aun siendo grave, su vida no corre peligro inminente. Este color se asigna en casos de fracturas y heridas abiertas, quemaduras extensas e importantes, politraumatismos, entre otros.
- **Rojo:** es el color que se emplea para una prioridad absoluta. Se emplea en aquellas personas que están en riesgo vital inminente. Este color se asigna en casos como insuficiencia respiratoria aguda, hemorragias intensas o TCE, entre otros.
- **Negro:** es el color que se les asigna a las personas que han fallecido durante el accidente o cuyas lesiones son incompatibles con la vida.

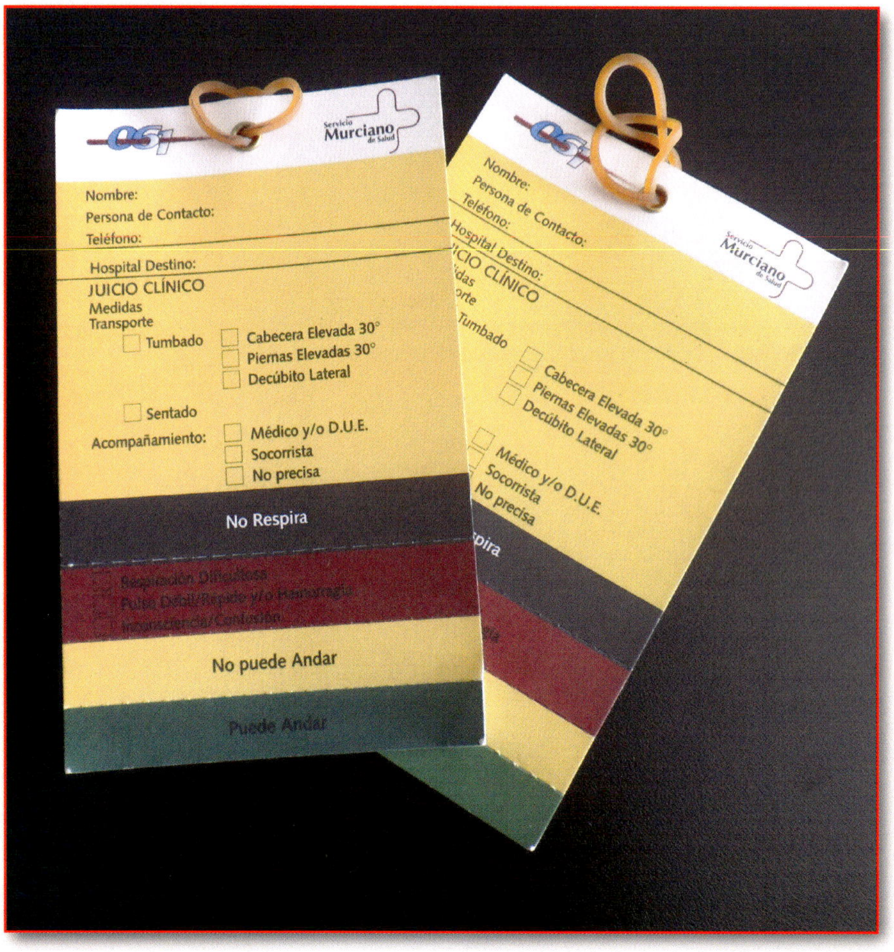

Figura 20. *Tarjetas de triaje de los servicios de emergencias.*

Este sistema de triaje por colores es el método que actualmente se usa en las emergencias extrahospitalarias cuando se dan accidentes con gran número de heridos como pudieran ser accidentes de tren, de autobús, grandes incendios, etc.

10. SIGNOS Y SÍNTOMAS DE URGENCIA

En atención sanitaria, **signos** son todos aquellos datos sobre la salud de un paciente que pueden ser observables de manera objetiva, pueden ser cuantificables o medibles y que son detectados durante la exploración de un paciente. Los **síntomas,** sin embargo, son los datos que el paciente refiere como tales pero que no son observables, medibles ni cuantificables, son datos de carácter subjetivo, pero no por ello dejan de ser ciertos.

Los **signos** que muestran claramente que estamos ante una urgencia son:

- Fiebres altas por encima de los 39 °C.
- Pupilas muy dilatas (midriasis), muy contraídas (miosis) y que no reaccionan ante la luz (arreactivas). Podemos detectarlo enfocando luz directa hacia los ojos del accidentado con una linterna o incluso con el flash de nuestro teléfono móvil (Figura 21).
- Hemorragias muy abundantes, ya sean exteriores o exteriorizadas.
- Ausencia de pulso, pulso muy débil o pulso anormalmente acelerado.
- Taquipnea, bradipnea o disnea.
- Vómitos y/o diarreas muy severas.

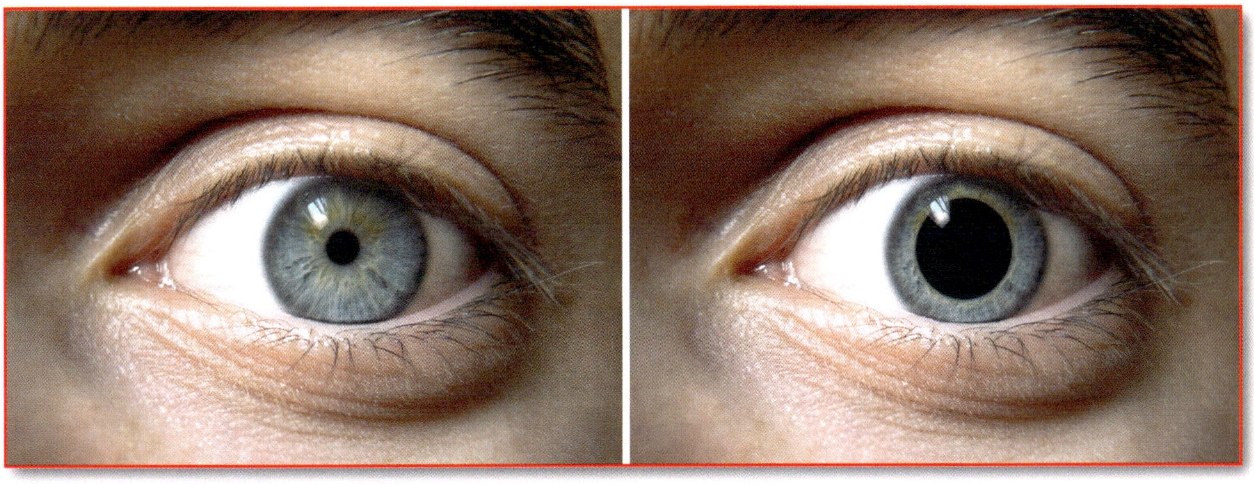

Figura 21. *Signos de urgencias. Miosis y midriasis.*

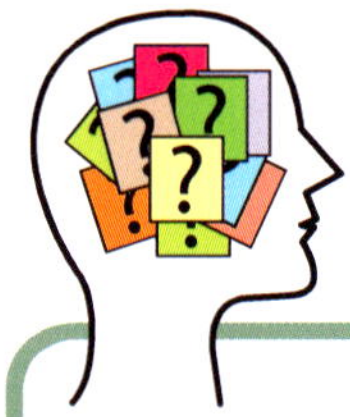

RECUERDA QUE

La cianosis se produce por la falta de riego sanguíneo periférico, vasoconstricción o por la disminución de los niveles de oxígeno en sangre.

- Vientre muy rígido que no cede ante la presión con los dedos.
- Hipotensión o hipertensión severa.
- Cianosis, coloración azulada de las puntas de los dedos.

Los **síntomas** que muestran claramente que estamos ante una urgencia son:

- Dolor muy fuerte de inicio súbito en cualquier parte del cuerpo.
- Intentos suicidas o de autolesión.
- Pérdida de fuerza muscular repentina en uno o ambos lados del cuerpo.
- Pérdida del nivel de consciencia durante tiempo prolongado.
- Visión borrosa, zumbidos en los oídos, mareos o vértigos intensos.
- Dificultad repentina para hablar o expresarse con normalidad.
- Sensación de asfixia o de ahogo.
- Agitación o estado de agresividad repentino sin causa aparente.

II. VALORACIÓN DEL NIVEL DE CONSCIENCIA

La alteración del nivel de consciencia tiene varios grados de afectación que van desde la alteración más leve que es la confusión (la persona simplemente está un poco desorientada), pasando por la somnolencia, la obnubilación, el estupor, hasta llegar al estado de mayor afectación que es el coma, donde la persona no responde a ningún tipo de estímulo externo, ni siquiera al dolor.

Desde el punto de vista de los primeros auxilios, no es necesario conocer la escala o el grado de afectación al detalle, simplemente será necesario saber si el accidentado tiene o no alterado su nivel de consciencia. Para ello, si la persona se encuentra con los ojos abiertos y aparentemente consciente habrá que hacerle preguntas muy simples del tipo: "¿cómo te llamas?", "¿qué día de la semana es hoy?", "¿sabes lo que te ha pasado?". Según cómo responda esta persona a las preguntas podremos saber si su estado de alteración es más o menos profundo. A continuación habrá que comprobar si obedece señales simples, como por ejemplo: "apriétame la mano", "mírame a los ojos" o "tócame el hombro con tu mano". Según obedezca en mayor o menor grado a estas órdenes y responda a las preguntas podremos detectar el grado de afectación que tiene.

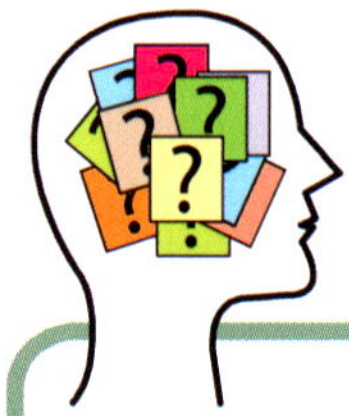

RECUERDA QUE

El coma es un estado de inconsciencia profunda y se caracteriza por la ausencia total de respuesta ante estímulos externos.

Por otra parte, si cuando llegamos junto al accidentado vemos que tiene los ojos cerrados, que en su entorno no existe ningún motivo aparente para estar así, que no ha sufrido ningún tipo de accidente, que no responde a nuestras preguntas o las órdenes que le decimos, habrá que comprobar si la persona realmente está inconsciente o no. Es muy paradójico, pero hay personas que por diversos motivos fingen estar inconscientes. Para detectar si la persona se encuentra inconsciente o no, procederemos a pinzarle el músculo trapecio, que está situado entre el cuello y el hombro, si no reacciona ante el dolor podremos deducir que realmente la persona está inconsciente.

Los profesionales de las emergencias sanitarias emplean una forma más objetiva de medir y cuantificar el nivel de la consciencia de un paciente: a través de la **Escala de Glasgow.** A través de este examen se valora la respuesta de la apertura de ojos, la respuesta verbal y la respuesta motora del paciente en cuestión; según cómo reaccione esta persona ante esos estímulos se le asignará una puntuación que determinará cuál es su grado de inconsciencia.

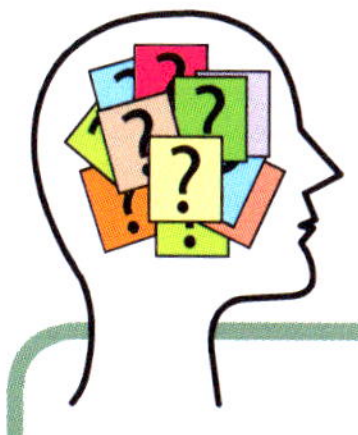

RECUERDA QUE

Si nos encontramos ante una persona inconsciente pero que respira y tiene pulso, deberemos colocarla en posición lateral de seguridad manteniendo siempre abierta la vía aérea.

12. TOMA DE CONSTANTES VITALES

Las constantes vitales son unos parámetros o conjunto de valores que, a través de su medición, nos indican el estado de salud de una persona. Están compuestas por:

- Pulso o frecuencia cardiaca.
- Respiración o frecuencia respiratoria.
- Temperatura corporal.
- Presión sanguínea.

Para realizar una atención de primeros auxilios solo será necesario conocer dos valores entre estos, que son **el pulso y la respiración,** ya que ambos pueden medirse sin necesidad de ningún instrumento o aparato. Si en el lugar que estás dispones de un termómetro o un medidor de tensión arterial, también sería conveniente medir estos valores, pero como en la mayoría de casos no dispondrás de estos instrumentos nos vamos a centrar solamente en los dos primeros.
El pulso o frecuencia cardiaca son los latidos que experimentan las arterias como consecuencia del bombeo de sangre que hace el corazón y se mide en pulsaciones por minuto. En la siguiente tabla aparecen el rango de valores normales del pulso por grupos de edad.

http://www.youtube.com/watch?v=4XHzk_sMmZE

Valores normales del pulso según la edad	
Edad	**Valores normales del pulso**
Recién nacido	120/180 lpm
Lactante	100/130 lpm
Niño	90/110 lpm
Adolescente	70/100 lpm
Adulto	60/80 lpm

Estos son los valores normales de una **persona en reposo,** es decir, que no haya estado haciendo ningún esfuerzo físico en los últimos minutos. De ser así estos valores aumentarían considerablemente.

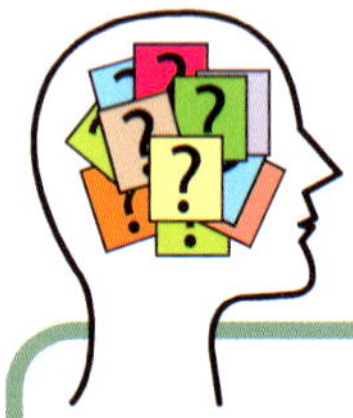

RECUERDA QUE

El pulso nunca se debe tomar con el dedo pulgar, ya que tiene pulso propio y en ese caso estarías sintiendo tu propio pulso y no el de la otra persona.

En base a esta tabla podemos decir que si una persona que se encuentra en reposo tiene valores por encima de los máximos aquí indicados tendría una aceleración anómala del corazón conocida como **taquicardia.** Si una persona tiene unos valores por debajo de los mínimos aquí indicados se dice que tiene una **bradicardia.**

Las zonas más frecuentes para hacer la medición del pulso arterial son la muñeca y el cuello, donde podremos obtener el pulso radial y el carotídeo:

- **Pulso radial:** denominado así porque la arteria que se palpa es la radial. El pulso radial se localiza en la muñeca, siempre por debajo del dedo pulgar y se puede tomar al ejercer presión en esta arteria sobre el radio con los dedos índice y medio (Figura 22).

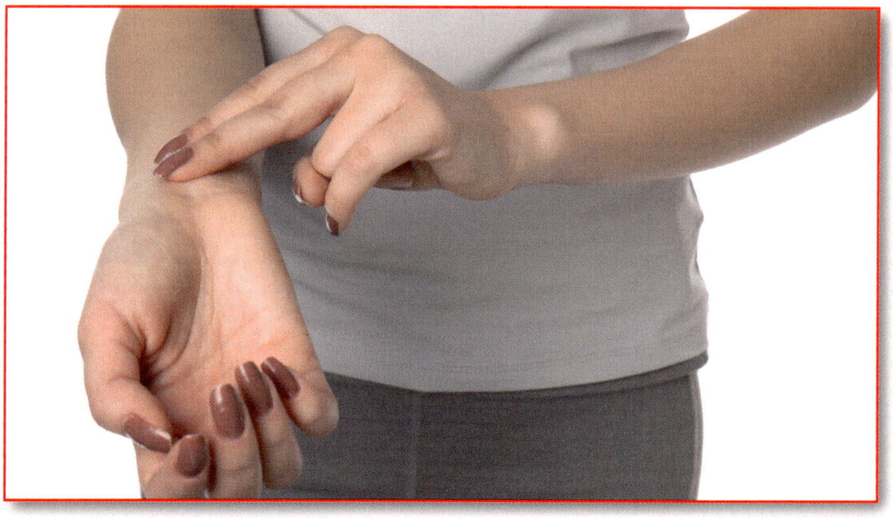

Figura 22. *Toma de pulso radial.*

http://www.youtube.com/watch?v=9dMKtJWbACI

- **Pulso carotídeo:** el pulso carotideo se toma sobre las arterias carótidas, que se sitúan a ambos lados del cuello. De igual forma que el radial, este pulso se toma con los dedos índice y medio de nuestro mano, ejerciendo una ligera presión sobre la arteria carótida. Para localizar esta arteria es bueno que practiques cómo tomarlo (Figura 23).

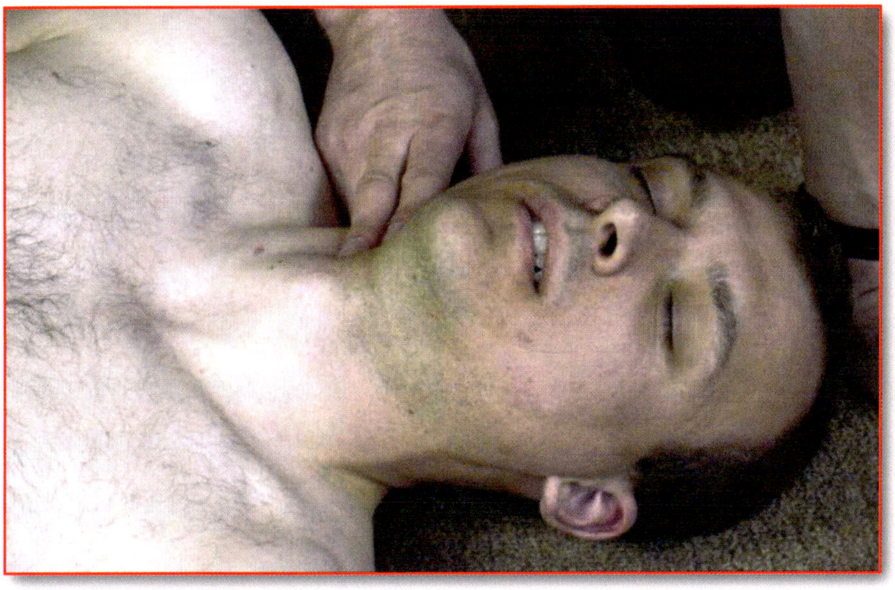

Figura 23. *Toma del pulso carotídeo.*

La respiración o frecuencia respiratoria es el número de veces que una persona inspira y expira en el periodo de un minuto. El número de respiraciones va a depender de la condición física de la persona en cuestión, de si tiene o no alguna enfermedad que le pueda afectar así como de su estado en ese momento, si acaba de hacer un esfuerzo físico, si está en reposo, etc.

En la siguiente tabla se expresa el rango de valores normales de respiraciones por minuto, en reposo, según los grupos de edad:

Número de respiraciones normales según la edad	
Edad	**Valores normales de respiración**
Recién nacido	40/45 rpm
Lactante	30/35 rpm
Niño	25/30 rpm
Adolescente	15/25 rpm
Adulto	15/20 rpm

Según los valores de la tabla, todos los valores que estén por encima de esas cifras serán considerados como una respiración anormalmente acelerada o **taquipnea.** Los valores que estén por debajo de esas cifras serán considerados como una respiración anormalmente lenta o **bradipnea.** La ausencia total de respiración es conocida como **apnea.**

Para poder comprobar el número de respiraciones por minuto que tiene una persona solo habrá que poner nuestra mano sobre su pecho y contar el número de inspiraciones que realiza por minuto.

Tanto para medir el pulso como las respiraciones no es necesario hacerlo durante un minuto entero, se puede hacer durante un periodo de 15 segundos y luego multiplicar esa cifra por 4, o bien durante un periodo de 30 segundos y luego multiplicarlo por 2.

http://www.youtube.com/watch?v=RJeTvrAhsy0

13. PROTOCOLOS DE EXPLORACIÓN

Un protocolo de exploración es una serie de pasos que hay que seguir de manera estricta y ordenada a la hora de explorar a un accidentado o persona gravemente enferma. Siguiendo estos protocolos conseguiremos evaluar el estado de la persona en un tiempo breve y siguiendo un orden para no olvidar ninguno de estos pasos. Los protocolos de exploración se componen de la valoración primaria y de la valoración secundaria.

La **valoración primaria** es el protocolo de exploración mediante el que podemos obtener información sobre los signos vitales de la persona a la cual estamos asistiendo. Se denomina primaria porque **es la que hay que hacer siempre en primer lugar.** La valoración primaria solo se realizará en el caso de que la persona haya perdido el conocimiento, si se encuentra consciente pasaremos de inmediato a realizar la valoración secundaria. Para realizar esta valoración debemos **recordar siempre la secuencia A, B, C, D.** A continuación vamos a describir en qué consiste cada una de estas siglas cuyo origen viene del inglés:

- **A =** *Airway* (vía aérea).
- **B =** *Breathing* (respiración).
- **C =** *Circulation* (circulación sanguínea).
- **D =** *Disability* (estado neurológico).

- **A = vía aérea.** La valoración primaria comienza por la valoración de la permeabilidad de la vía aérea, es decir, si el accidentado tiene algún objeto que le impide o dificulta la respiración y si la vía aérea se encuentra abierta permitiendo así la entrada de aire a los pulmones. Si nos encontramos ante una persona que ha perdido el conocimiento, cayendo al suelo, su lengua posiblemente tapone la garganta e impida la entrada de aire a los pulmones. Para ello deberemos realizar la maniobra frente-mentón que consiste en colocar una de nuestras manos en la frente y la otra en el mentón del accidentado y, realizando una suave tracción, echaremos su cabeza hacia atrás para evitar así que la lengua tapone la entrada de aire (Figura 24).

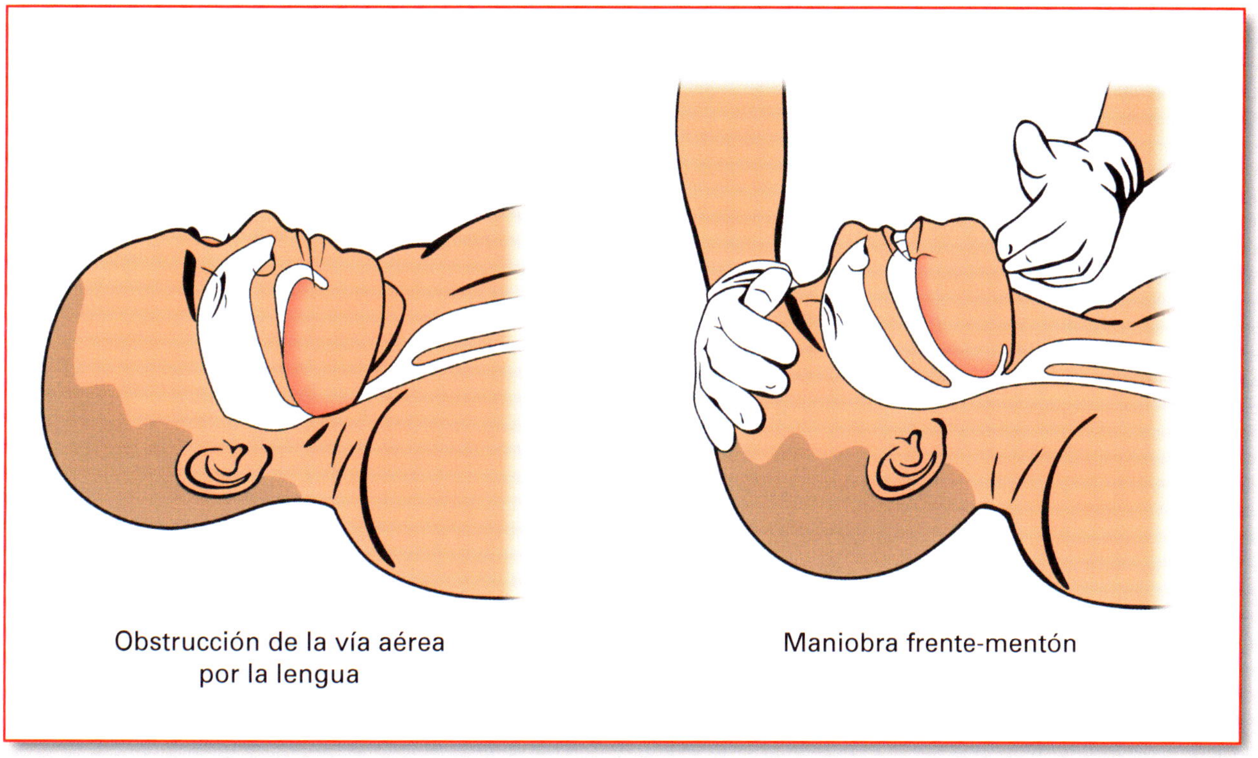

Figura 24. *Maniobra frente-mentón.*

- **B = respiración.** El segundo paso de la valoración primaria sería controlar si la persona accidentada respira o no respira. Para ello seguiremos la secuencia: "ver, oír y sentir". Nos colocaremos de rodillas junto al accidentado y colocaremos nuestra cabeza junto a la suya mirando a su pecho, de esta forma podremos ver si respira a través de los movimientos de su pecho, podremos oír su respiración, siempre que el ruido ambiental nos lo permita, y sentir a través de su nariz si expulsa aire o no. Otra forma más directa de comprobar si un accidentado respira o no es colocando nuestra mano sobre su pecho, de esta forma notaremos si su pecho se eleva o no con cada respiración (Figura 25).

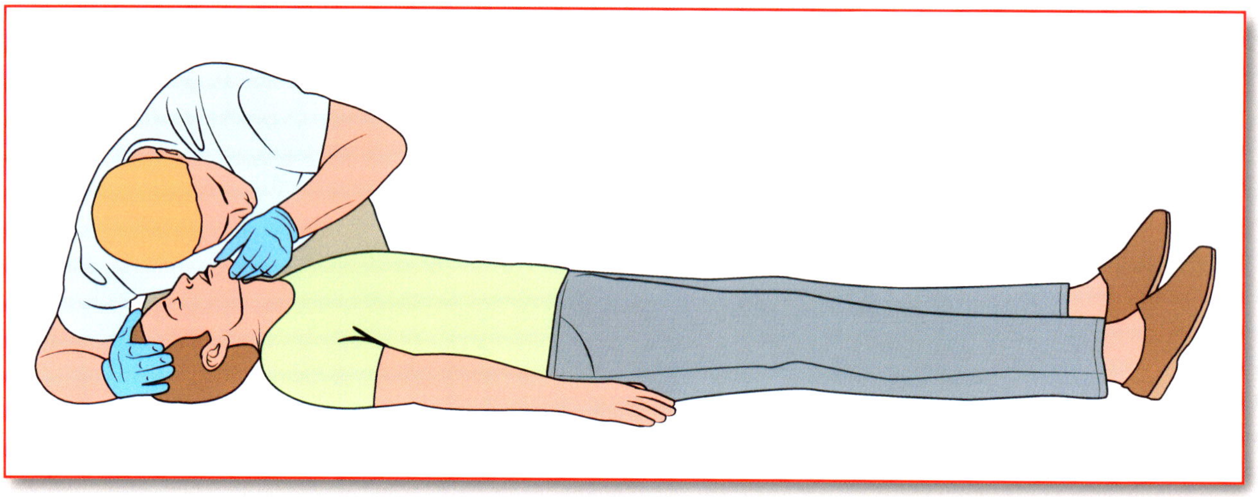

Figura 25. *Ver, oír y sentir la respiración.*

- **C = circulación.** El tercer paso de la valoración primaria es comprobar la circulación del accidentado. Para ello tomaremos el pulso radial o carotideo para ver si existe pulso o no y qué frecuencia tiene. Además podremos observar si su pulso es fuerte o es débil. Si el accidentado presenta alguna hemorragia importante procederemos a taponarla, aplicando compresión directa sobre la herida con gran cantidad de gasas o con alguna prenda de ropa que esté limpia.

- **D = estado neurológico.** El cuarto paso de la valoración primaria es conocer el estado neurológico de la persona accidentada. Para ello usaremos las técnicas que se han explicado con anterioridad.

Si tras la valoración primaria detectamos que el accidentado no respira, no tiene pulso y está inconsciente comenzaremos las maniobras de RCP.

La valoración primaria debe repetirse de manera continuada cada minuto mientras esperamos a que lleguen al lugar los equipos de asistencia sanitaria.

Si tras la valoración primaria detectamos que el accidentado no respira, no tiene pulso y está inconsciente comenzaremos las maniobras de RCP.

La **valoración secundaria** se realiza para obtener información complementaria sobre el estado de salud del accidentado. Esta valoración solo se realizará si el paciente está consciente y tiene todas sus constantes vitales en orden. Además debemos estar muy seguros de cómo hacerla, ya que durante el examen físico del accidentado podríamos agravar sus lesiones (Figura 26).

Comenzaremos la valoración secundaria haciéndole al accidentado una serie de preguntas para obtener información que podamos transmitir al servicio de emergencias a través del teléfono 112 o a la llegada de la

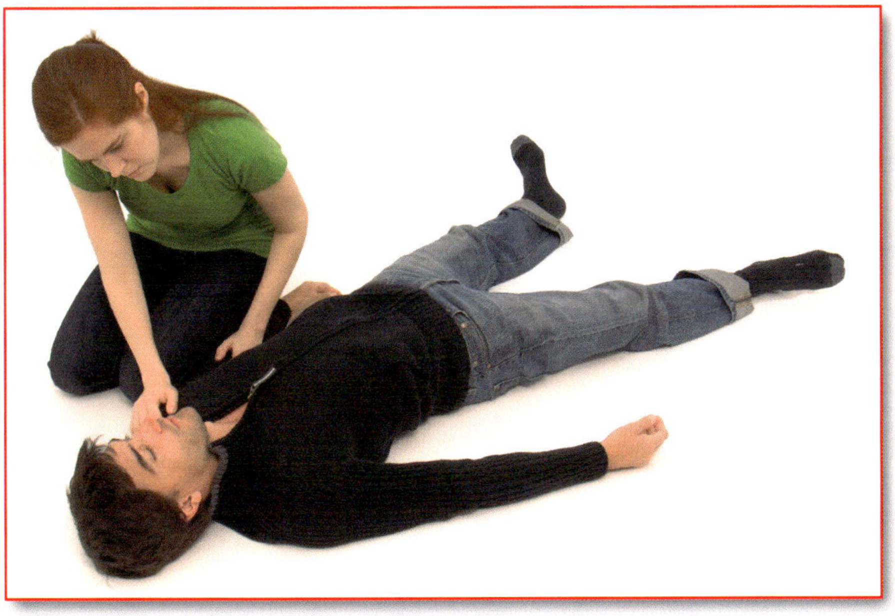

Figura 26. *Valoración secundaria del accidentado.*

asistencia sanitaria. Las preguntas que debemos formular al accidentado son las siguientes:

- ¿Qué le ha pasado? ¿Qué ha ocurrido?
- ¿Qué es lo que le duele?
- ¿Está diagnosticado o padece alguna enfermedad importante?
- ¿Toma alguna medicación actualmente?

http://www.youtube.com/watch?v=eBty1leVvY8

A continuación haremos un repaso desde la cabeza a los pies para buscar posibles heridas, hemorragias, deformidades que puedan evidenciar alguna fractura, lesiones, quemaduras, zonas que el paciente refiera dolor, etc. Durante la valoración secundaria intentaremos no mover al accidentado observando solamente lo que se pueda ver a simple vista para poder transmitir esta información a los servicios de atención sanitaria urgente.

14. TERMINOLOGÍA MÉDICO-SANITARIA EN PRIMEROS AUXILIOS

En el ambiente médico-sanitario se emplean una serie de términos, al igual que en otras profesiones, para designar de manera específica ciertos signos, síntomas, procedimientos, maniobras, etc. Al ser términos concretos podemos comunicarnos de manera precisa con los profesionales sanitarios para poder detallar lo que estamos observando como rescatadores y poder transmitir dicha información de manera fiable.

A continuación vamos a describir algunos de los términos médico-sanitarios que se suelen emplear en primeros auxilios:

- **Alergia:** estado de reacción exagerada de nuestro organismo ante un alérgeno.
- **Apósito:** material que se utiliza para proteger y cubrir heridas.
- **Bradicardia:** ritmo de latidos cardiacos anormalmente reducidos.
- **Bradipnea:** ritmo de respiración anormalmente reducido.
- **Cianosis:** coloración azulada de la piel y mucosas debida especialmente a oxigenación insuficiente de la sangre.
- **Conmoción:** estado de aturdimiento, generalmente después de un traumatismo en la cabeza.
- **Edema:** inflamación de un tejido por la acumulación excesiva de líquidos.
- **Eritema:** enrojecimiento de la piel producido por golpes, fricción o quemaduras.
- **Hemostasia:** técnica para detener una hemorragia.
- **Hipotermia:** es el descenso de la temperatura corporal central por debajo de los 35 °C.
- **Hipoxia:** situación en la que el cuerpo no recibe suficiente cantidad de oxígeno.
- **Insuflaciones:** introducir aire en los pulmones a través de la respiración boca a boca.
- **Midriasis:** apertura excesiva de las pupilas.
- **Miosis:** contracción excesiva de la pupilas.
- **Náuseas:** sensación que indica la proximidad del vómito.
- **Necrosis:** es la muerte de un tejido por falta de irrigación sanguínea.
- **Paraplejia:** parálisis en la parte inferior del cuerpo y de las piernas.
- **RCP:** reanimación cardiopulmonar.
- **Shock:** situación que puede desembocar en la muerte si no se revierte pronto. La persona se encontrará desorientada, con tendencia a la inconsciencia y presentará generalmente la piel fría y sudorosa con el pulso rápido y difícilmente perceptible.
- **Taquicardia:** ritmo de latidos cardiacos anormalmente acelerados.
- **Taquipnea:** ritmo de respiración anormalmente acelerado.

15. PROTOCOLOS DE TRANSMISIÓN DE LA INFORMACIÓN

Recordemos que el segundo paso de la conducta PAS es **avisar a los servicios de urgencia** a través de una llamada al teléfono de emergencias **112.** Cuando un alertante realiza una llamada a este servicio deberá seguir una serie de normas para que la información sea lo más concreta y detallada posible. Para ello es recomendable seguir las siguientes **normas y consejos al transmitir la información al servicio 112:**

- Dirección completa del lugar donde ha ocurrido el accidente, puntos de referencia, etc. Si el accidente ha ocurrido en una carretera o autovía es preciso comunicar el lugar donde se ha producido. Si desconocemos el punto kilométrico exacto donde estamos podemos tomar como referencia una salida próxima de esa carretera o autovía.
- Número de teléfono desde donde se está realizando la llamada.
- Definir con precisión y brevemente lo que ha ocurrido.
- Número de víctimas y situación en la que se encuentran.
- Comunicar si hay personas atrapadas dentro de un coche, de una casa, una obra, etc.
- Primeros auxilios que se han realizado.
- No colgar hasta que el operador lo indique.
- Aportar cualquier información adicional que le pudieran solicitar y seguir las recomendaciones que nos den.
- Si el accidentado presenta cambios, ya sean mejorías o empeoramiento de su estado, hay que volver a llamar al 112 para informar de esta situación (Figura 27).

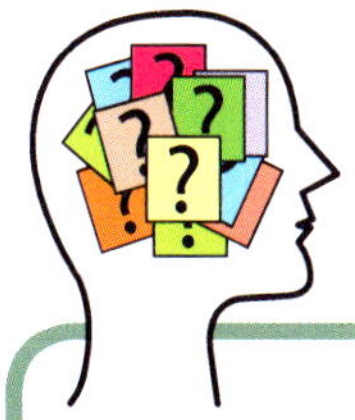

RECUERDA QUE

Si se produce algún cambio en el estado de salud de las personas accidentadas o en su entorno, deberemos llamar nuevamente al 112 para comunicar estos cambios.

Como ya se ha mencionado anteriormente, estos cuestionarios pueden parecer muy largos pero toda la información que te pidan es necesaria para saber qué tipo y cuántos recursos tienen que ser activados para atender esa petición. Es conveniente recordar que, aunque el operador siga hablando con la persona que está realizando la llamada, los recursos pueden haber sido ya activados, ya que la información es procesada a la vez que vamos transmitiéndola.

http://www.youtube.com/watch?v=AkyulqgFxO8

Otra situación en la que debemos transmitir la información que hemos obtenido, a través de la valoración primaria y secundaria, es cuando

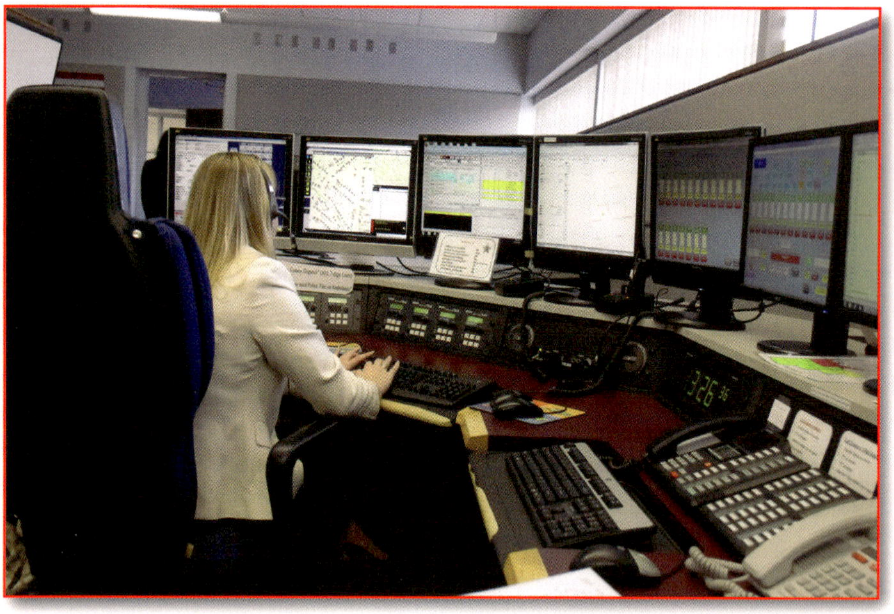

Figura 27. *Centro de coordinación de urgencias y emergencias.*

acudan al lugar del accidente los servicios de asistencia sanitaria, ya que así podrán saber nada más llegar a qué se enfrentan y la atención al accidentado será más rápida y directa.

Una vez realizada la llamada al servicio de emergencias es importante tener el teléfono cerca, ya que pueden volver a llamarnos para solicitarnos más información sobre el accidentado o sobre el lugar donde nos encontramos si es de difícil acceso.

RESUMEN

En este capítulo hemos aprendido:

- ✓ Qué es un sistema de emergencias y qué es un centro de coordinación de urgencias y emergencias.
- ✓ Los objetivos y límites de los primeros auxilios, así como la normativa legal que los condiciona.
- ✓ Los distintos tipos de accidentes que nos podemos encontrar, sus consecuencias y los signos de compromiso vital según los grupos de edad.
- ✓ Las medidas de seguridad y de autoprotección que debemos emplear como rescatadores o auxiliadores.
- ✓ El contenido de los distintos tipos de botiquines.
- ✓ En qué consiste el triaje, así como cuáles son los signos y síntomas de urgencia.
- ✓ La valoración del nivel de consciencia y cómo tomar las constantes vitales.
- ✓ Protocolos de exploración de accidentados así como en la valoración primaria y secundaria.
- ✓ Algunos de los términos médico-sanitarios más frecuentes y cómo transmitir la información a los servicios de emergencias.

GLOSARIO

Alérgeno: sustancia que al introducirse en el organismo crea reacciones alérgicas.

Anafilaxia: sensibilidad exagerada del organismo debida a la acción de ciertas sustancias orgánicas, cuando después de algún tiempo de haber estado en contacto con él, vuelven a hacerlo aun en pequeñísima cantidad, lo que produce desórdenes varios y a veces graves.

Antígeno: sustancia que, al ser detectada o reconocida por el sistema inmunitario, crea una reacción de defensa frente a él.

Disnea: dificultad para respirar.

Edema de glotis: es una acumulación anormal de líquido en la zona de la glotis o epiglotis que puede desembocar en una asfixia total o parcial debido al cierre de las vías respiratorias. Suele deberse a reacciones alérgicas, lesiones o inhalación de gases.

Encefalitis: inflamación del encéfalo.

Epistaxis: hemorragia nasal.

Equimosis: mancha de color negruzco o amarillenta que se genera en la piel o en los órganos internos como consecuencia de una extravasación de sangre debido a un golpe o traumatismo.

Eritema: inflamación de la piel caracterizada por manchas de color rojizo.

Gastroenteritis: inflamación de la mucosa del estómago y de los intestinos, normalmente provocada por una infección.

Hematoma: acumulación de sangre en un tejido por rotura de un vaso sanguíneo.

Hipertensión: presión arterial elevada por encima de los valores normales.

Hipotensión: presión arterial por debajo de los valores normales.

Meningitis: inflamación de las meninges.

Náuseas: ganas de vomitar.

Otorragia: hemorragia del oído.

Posología: la dosis indicada de un medicamento cada cierto periodo de tiempo.

Shock: estado de profunda depresión nerviosa y circulatoria, sin pérdida de la consciencia, que se produce después de intensas conmociones, principalmente traumatismos graves.

Taquicardia: ritmo anormalmente acelerado del corazón.

Taquipnea: ritmo anormalmente acelerado de las respiraciones.

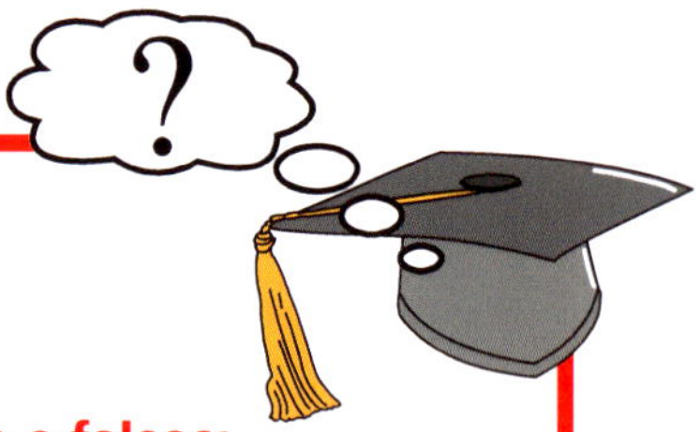

EJERCICIOS

E1. Indica si las siguientes afirmaciones son verdaderas o falsas:

- El teléfono de emergencias 112 está implantado en todos los países a nivel europeo.
- Una de las consecuencias de un TCE es el deterioro del nivel de consciencia. El accidentado puede estar confuso, somnoliento o desorientado.
- El número de respiraciones normales en un adulto es de 30/35 rpm.
- Para valorar el pulso del accidentado tomaremos su pulso radial o carotídeo.
- En accidentes que se produzcan en obras de construcción debemos asegurarnos bien de que no haya objetos o elementos que puedan caer sobre nosotros, el accidentado o terceras personas.
- Las consecuencias de las picaduras de insectos en el interior de la boca son siempre de carácter leve.
- Las quemaduras de segundo grado son las que afectan a la dermis y a la epidermis. Se caracterizan por la formación de ampollas y de eritemas.
- Un traumatismo abdominal es el que se localiza en la zona del tórax o parte superior del torso corporal.
- El Código Penal español recoge, en su artículo 195, las penas por el delito de omisión del deber de socorro.
- El triaje solo se hará en el caso de que hubiera gran cantidad de heridos y los socorristas no pudieran atender a todos a la vez.
- La valoración secundaria se realiza para obtener información complementaria sobre el estado de salud del accidentado tras haber realizado siempre la valoración primaria.
- La ausencia de pulso, pulso muy débil o pulso anormalmente acelerado son síntomas de urgencia.
- La pérdida de conocimiento o de la consciencia por un periodo breve de tiempo y que no tenga asociación directa con ninguna patología se conoce como síncope.
- Los centros de coordinación de urgencias y emergencias 112 solo se encargan de movilizar recursos de asistencia sanitaria.
- Las fracturas cerradas se producen cuando una parte de los huesos fracturados atraviesan la piel y salen al exterior provocando heridas.
- El color rojo es el que se usa para una prioridad absoluta y se emplea en aquellas personas que están en riesgo vital inminente.
- Para comprobar si una persona respira o no, seguiremos la secuencia "ver, oír y sentir" o colocaremos la mano sobre su pecho para comprobar si se eleva con cada respiración.
- Un eritema es la inflamación de un tejido por la acumulación excesiva de líquidos.

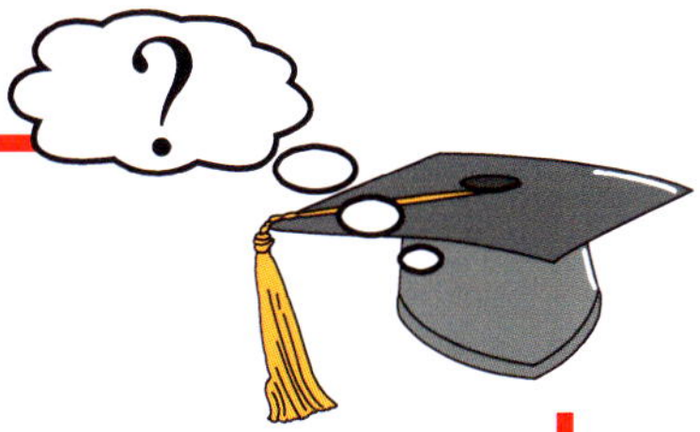

- Una luxación es una lesión que se produce por un movimiento muy fuerte, violento o forzado de una articulación que crea una rotura o distensión de los ligamentos.
- Entre algunas de las cosas que no debemos hacer nunca como auxiliadores están: administrar medicación a un accidentado, dar líquidos por vía oral a una persona con alteración del estado de consciencia o mover a personas que hayan sufrido un traumatismo de tipo grave.

› E2. Responde con tus propias palabras a las siguientes cuestiones:

- Investiga a través de internet qué es un shock anafiláctico, por qué se produce y las consecuencias que puede tener para quien lo pueda sufrir.
- ¿Cuáles son las ventajas de que existan centros de coordinación de urgencias y emergencias tipo 112? ¿Por qué es conveniente que exista un teléfono único para comunicar las urgencias y las emergencias?

› E3. Desarrolla los conocimientos que has aprendido durante este capítulo.

- Mientras vamos caminando por la calle somos testigos de un accidente entre un coche que circula a gran velocidad y un ciclista. Como consecuencia del accidente, el conductor del coche queda inmóvil dentro del mismo y el ciclista queda tendido sobre el suelo. Como dato adicional observamos que el conductor del coche no lleva abrochado el cinturón de seguridad y que el ciclista no lleva casco. Ante esta situación, y según lo que hemos aprendido en este capítulo, responde a las siguientes cuestiones razonando las respuestas:
- ¿Por qué deberíamos auxiliar a los accidentados? ¿Qué normativas legales son las que nos condicionan a socorrer a las personas?
- ¿Cuál es la conducta que debe seguirse ante cualquier tipo de accidente? ¿Cómo protegerías la zona del accidente?
- ¿Qué métodos de autoprotección personal y medidas de seguridad emplearías en estos casos?
- Si el conductor del coche no llevaba abrochado el cinturón de seguridad y el ciclista iba sin casco, ¿cuáles son los distintos tipos de lesiones que pueden presentar cada uno de los accidentados según tu criterio? ¿Cuáles son las consecuencias de este tipo de lesiones?
- ¿Qué protocolos de exploración emplearías? ¿Cuáles serían signos y síntomas de urgencia en estos casos?

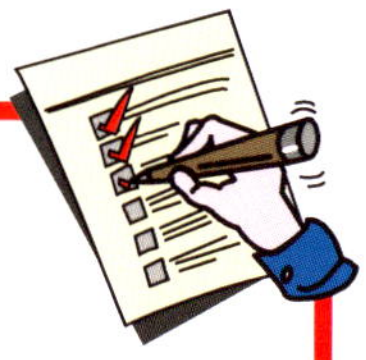

EVALÚATE TÚ MISMO

1. ¿Cuáles son los factores de los que depende la gravedad de un accidente?:

- ❑ a) Edad del accidentado.
- ❑ b) Parte del cuerpo donde se produzca la lesión.
- ❑ c) Mecanismo lesional.
- ❑ d) Todas son correctas.

2. Indica cuál de los siguientes no es un signo de compromiso vital:

- ❑ a) Falta de respiración.
- ❑ b) Ausencia de pulso.
- ❑ c) Hemorragia nasal.
- ❑ d) Pérdida del conocimiento.

3. De las siguientes afirmaciones sobre el triaje indica cuál es falsa:

- ❑ a) El triaje es la clasificación de los heridos o enfermos según su gravedad cuando la demanda de asistencia sanitaria supera a los recursos disponibles.
- ❑ b) El tiempo máximo para realizar cada evaluación será de 30 segundos.
- ❑ c) En las labores de triaje solo se tienen en cuenta los signos vitales.
- ❑ d) Taponar las heridas que sangren abundantemente es una "maniobra salvadora".

4. ¿Cuál de los siguientes es un signo de urgencia?:

- ❑ a) Fiebres altas por encima de los 39 °C.
- ❑ b) Taquipnea, bradipnea o disnea.
- ❑ c) Hipotensión o hipertensión severa.
- ❑ d) Todos son signos de urgencia.

5. Indica cuál de las siguientes afirmaciones sobre las intoxicaciones es falsa:

- ❑ a) La gravedad de la intoxicación va a depender de la toxicidad del producto, de su cantidad y de la edad de la persona que haya sufrido dicha intoxicación.
- ❑ b) Pueden ser de origen etílico, por inhalación de humo o de gases, alimentarias o por veneno de insectos o animales, entre otras.
- ❑ c) Suelen provocar hemorragias internas.
- ❑ d) Unas de las consecuencias de las intoxicaciones alimentarias son eritemas, rojeces o pequeños granos en la piel.

6. Señala la respuesta falsa dentro de las responsabilidades del socorrista o persona que presta los primeros auxilios:

- ❑ a) Solicitar la ayuda apropiada a través del teléfono único de emergencias 112.
- ❑ b) No será necesario informar de la situación cuando llegue la asistencia sanitaria.
- ❑ c) Evitar que se produzcan nuevos daños o accidentes.
- ❑ d) Identificar, siempre que sea posible, la naturaleza de la enfermedad o consecuencias del accidente.

7. Si hablamos de sistemas de emergencias es falso que:

- ❑ a) Los sistemas de emergencias actúan siempre en base a unos protocolos preestablecidos.
- ❑ b) Una emergencia es aquella situación en la que la salud o la vida de una persona está en riesgo pero no inmediato, pudiendo llegar a sufrir alguna demora en su atención.
- ❑ c) Los sistemas de emergencias están compuestos por diversos sectores, como pueden ser policía, bomberos, equipos sanitarios, etc.
- ❑ d) Un sistema de emergencias es un conjunto de órganos y entidades que trabajan de forma coordinada para dar respuesta a las situaciones en las que la salud o la vida de las personas esté en riesgo.

8. La gravedad de una hemorragia depende de:

- ❑ a) El volumen de sangre perdido.
- ❑ b) La velocidad con que se pierde la sangre.
- ❑ c) La edad de la persona.
- ❑ d) Todas son correctas.

9. ¿Cuál de las siguientes afirmaciones sobre los botiquines es falsa?:

- ❑ a) Debemos comprobar la fecha de caducidad de los medicamentos y leer bien el prospecto para saber su posología y para qué está indicado cada uno.
- ❑ b) Un botiquín debe contener botellas pequeñas y unidosis de suero fisiológico para limpiar heridas o hacer lavado de ojos en caso de que fuera necesario.
- ❑ c) El botiquín del coche debe incluir gran cantidad de medicamentos.
- ❑ d) Es una obligación comprobar que los botiquines de empresa están completos y todo el mundo debe conocer dónde están ubicados.

10. ¿Cuáles son los valores normales del pulso para una persona adulta?:

- ❑ a) 60/70 lpm.
- ❑ b) 60/80 lpm.
- ❑ c) 70/100 lpm.
- ❑ d) 90/110 lpm.

11. Indica cuál de las siguientes afirmaciones sobre la valoración primaria es falsa:

- ❑ a) La valoración primaria es el protocolo de exploración mediante el que podemos obtener información sobre los signos vitales de la persona a la cual estamos asistiendo.
- ❑ b) Se denomina primaria porque es la que hay que hacer siempre en primer lugar.
- ❑ c) La valoración primaria solo se realizará en el caso de que la persona haya perdido el conocimiento. Si se encuentra consciente pasaremos de inmediato a realizar la valoración secundaria.
- ❑ d) En la valoración primaria solo se tienen en cuenta la vía aérea, la respiración y la circulación sanguínea.

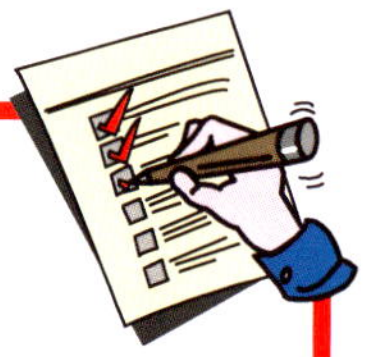

12. Indica cuál de los siguientes términos médico-sanitarios que se emplean en primeros auxilios no es correcto:

- ❑ a) Bradipnea: ritmo de respiración anormalmente reducido.
- ❑ b) Miosis: apertura excesiva de las pupilas.
- ❑ c) Cianosis: coloración azulada de la piel y mucosas debida especialmente a oxigenación insuficiente de la sangre.
- ❑ d) Taquicardia: ritmo de latidos cardiacos anormalmente acelerados.

13. ¿Cuál de las siguientes afirmaciones sobre la conducta PAS no es correcta?:

- ❑ a) La conducta PAS significa "proteger, avisar y socorrer".
- ❑ b) Proteger es eliminar o reducir el riesgo real y potencial que pueda haber en la zona tras un accidente para el accidentado, nosotros mismos o para terceros.
- ❑ c) En nuestra llamada al teléfono 112 deberemos aportar el máximo de información posible sobre el accidente.
- ❑ d) En caso de duda lo que haremos en primer lugar será socorrer al accidentado.

14. Señala cuál de las siguientes afirmaciones sobre los distintos tipos de hemorragias es falsa:

- ❑ a) Una hemorragia venosa es la que se produce por la rotura de una vena y se caracteriza porque la sangre de este tipo de hemorragias es de color oscuro. Además sale de manera continua pero con poca presión.
- ❑ b) Las hemorragias internas son aquellas que se producen en el interior del organismo pero que no salen al exterior.
- ❑ c) Las hemorragias externas son las que se producen en el interior del cuerpo pero que salen a través de algún orificio natural del cuerpo.
- ❑ d) Las hemorragias arteriales son las más peligrosas porque se puede perder gran cantidad de sangre en poco tiempo.

15. ¿Cuál de las siguientes medidas de seguridad y autoprotección personal es falsa?:

- ❑ a) Evitar cortarse con cristales o elementos cortantes que pueda haber en el entorno del accidentado como cristales o jeringuillas.
- ❑ b) Si sospechamos que la persona a la que asistimos pueda tener enfermedades transmisibles por vía aérea (como la tuberculosis) deberemos cubrirnos la boca con un pañuelo o camiseta anudada.
- ❑ c) No tocarse los ojos ni la boca sin antes habernos lavado y desinfectado las manos.
- ❑ d) Es conveniente lavarse las manos solamente después de haber asistido a un accidentado.

capítulo 2

APLICACIÓN DE TÉCNICAS DE SOPORTE VITAL

Ginés Álvarez Sánchez,
María Fuensanta Vivancos Belmonte,
Antonio Garrido Moreno,
Alejandro Romero Chumillas

Sumario

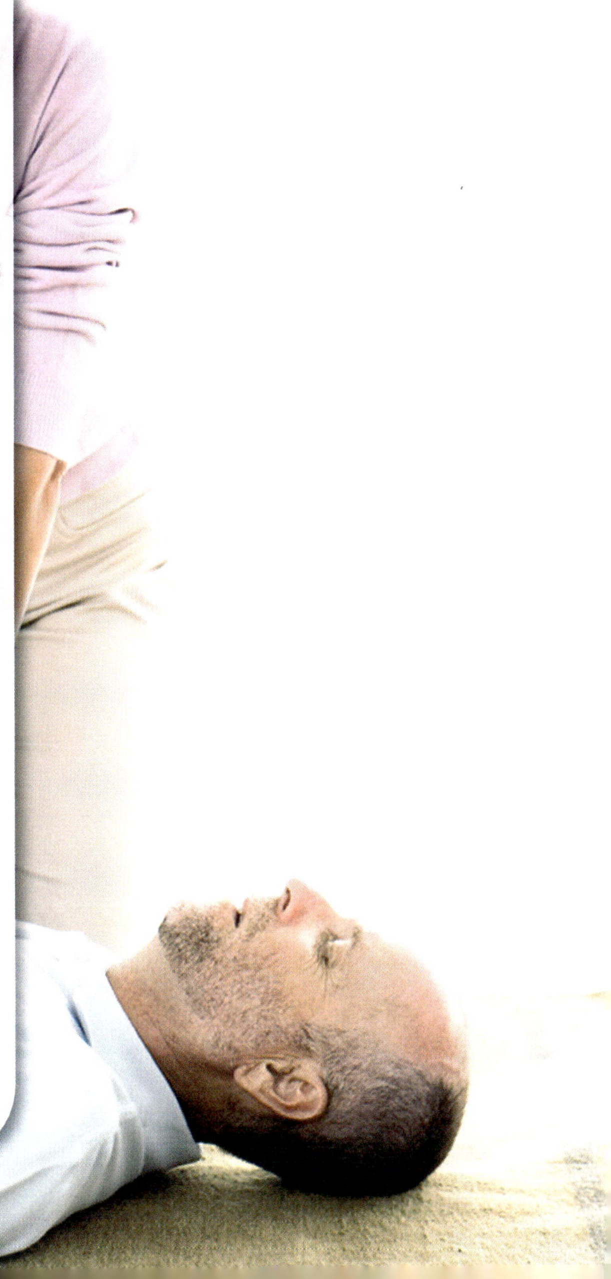

Durante este capítulo os mostraremos las líneas de actuación básicas frente a situaciones de primeros auxilios. Aprenderemos el **uso y manejo del DESA,** la actuación frente a una **parada cardiorrespiratoria** y las **maniobras de reanimación cardiopulmonar;** también usaremos los protocolos de valoración inicial del accidentado, lo que nos permitirá conocer la gravedad de la víctima. Aprenderemos a realizar los primeros auxilios a personas que hayan sufrido **lesiones por agentes físicos, químicos o biológicos** y conoceremos cómo actuar en pacientes que presentan **patologías orgánicas de base,** todo ello dentro de un marco de competencias asumible por el socorrista.

1. CONTROL DE LA PERMEABILIDAD DE LAS VÍAS AÉREAS

Cuando se habla de permeabilidad de las vías aéreas se hace referencia a que estas permanezcan abiertas y libres de cualquier cuerpo extraño que pueda obstruir o dificultar la respiración. Las situaciones en las que se produce una obstrucción de las vías aéreas ocurren con alta frecuencia, sobre todo debido a cuerpos extraños como objetos o juguetes en niños y restos de comida. Estos cuerpos que obstruyen las vías aéreas, total o parcialmente, impiden la posibilidad de llevar a cabo el proceso respiratorio normal, por lo tanto requieren de ciertas maniobras que ayuden a desalojar este cuerpo lo antes posible.

Reconoceremos que una persona tiene problemas respiratorios cuando realice el gesto universal de asfixia, es decir, el típico gesto de llevarse las manos alrededor del cuello. Este gesto viene acompañado de una sintomatología típica, como el color morado de labios, piel azulada (cianosis), imposibilidad de emitir sonidos **(obstrucción total)** o de emitir sonidos apagados o ronquidos **(obstrucción parcial).**

Ante una situación de asfixia, debemos mantener la calma e interrogar a la víctima para **comprobar si puede hablarnos;** si puede estaremos ante una obstrucción parcial, en cambio si no logra hablar ni es capaz de emitir sonido alguno estamos ante una obstrucción completa.

Una vez analizado el tipo de obstrucción que tiene debemos **comprobar el interior de la boca,** ya que si el cuerpo extraño es localizable visualmente podemos intentar extraerlo con los dedos de una mano, sobre todo si el elemento extraño es sólido (una bola de juguete, un hueso de cualquier fruta). Si se trata de alimentos de una textura semisólida (lonchas de jamón) deberíamos utilizar para retirarlo unas pinzas de Magill, siempre que dispongamos de ellas.

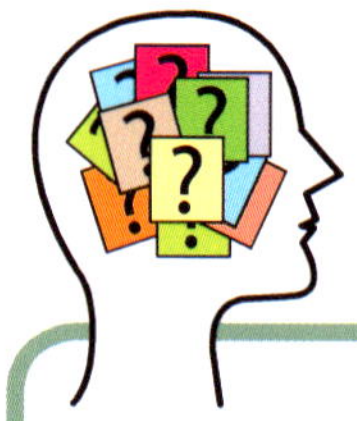

RECUERDA QUE

Si una persona que se ha atragantado tose hay que dejarla toser, ya que la tos es un mecanismo de defensa frente a atragantamientos.

Si no podemos retirar el cuerpo extraño con nuestras propias manos tendremos que proceder de inmediato a desobstruir la vía aérea, empleando para ello la maniobra de Heimlich.

http://www.youtube.com/watch?v=cLQG17Vxpn8

1.1. Maniobra de Heimlich

Es una técnica que mediante la compresión en el abdomen pretende la expulsión del objeto que causa la obstrucción ya que el diafragma experimenta, tras la compresión abdominal, una elevación similar a la causada por un golpe de tos.

Resulta ser una **maniobra sencilla y fácil de recordar.**

Para realizarla nos colocaremos de pie justo por detrás de la víctima, la rodearemos primero con un brazo colocando el pulgar por encima del ombligo y por debajo del esternón, justo al acabar el apéndice xifoides; con la otra mano también rodearemos a la víctima y cogeremos nuestro puño cerrado con la otra mano; practicaremos un empujón decidido hacia arriba y realizaremos varias compresiones hasta que el cuerpo extraño salga por la boca (Figura 1).

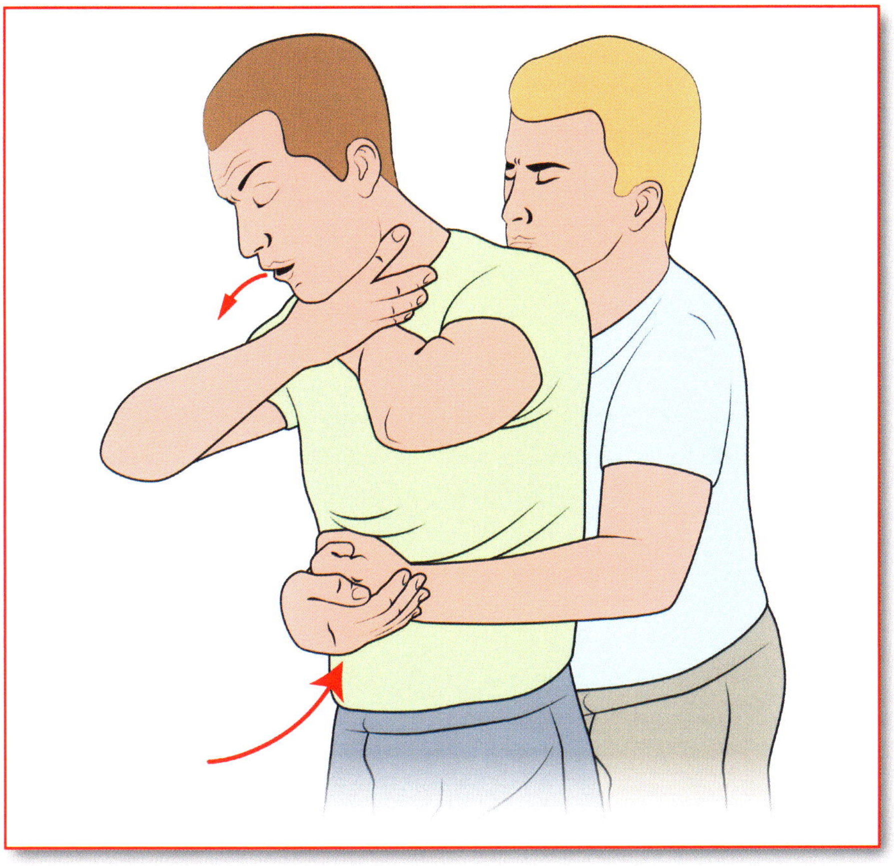

Figura 1. *Maniobra de Heimlich en adultos.*

RECUERDA QUE

Una persona con obstrucción total de la vía aérea puede perder el conocimiento en cuestión de segundos, por lo que ante un atragantamiento deberemos actuar rápido.

Es posible que, debido a la asfixia, la víctima pierda el conocimiento y esté tumbada en el suelo en posición decúbito supino. En este caso nos pondremos a horcajadas frente a la víctima comprimiendo la misma zona que antes se ha mencionado y haremos varias compresiones empujando hacia arriba y hacia dentro, hasta conseguir que expulse el cuerpo extraño (Figura 2).

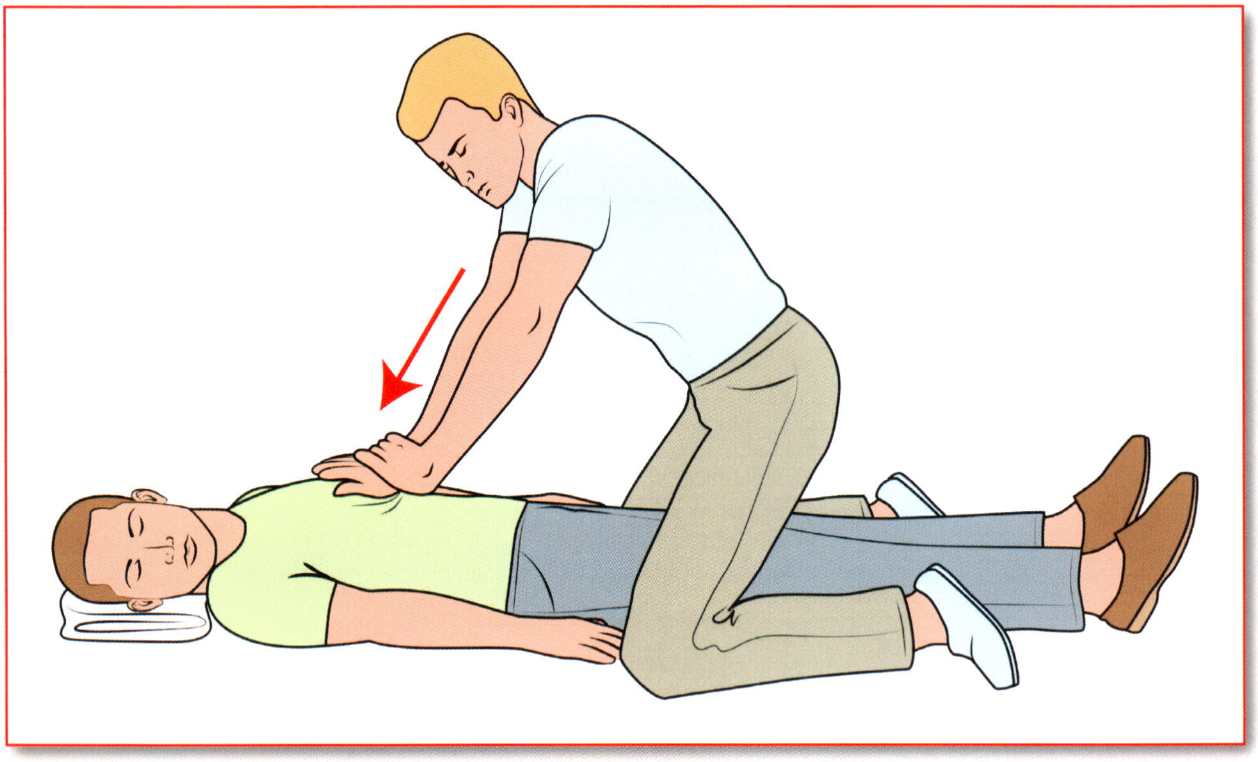

Figura 2. *Maniobra de Heimlich sobre el suelo.*

Si la víctima en cuestión **se trata de un niño,** la ejecución de la maniobra es idéntica a las anteriormente citadas, salvo que hay que medir la fuerza con la que aplicamos las comprensiones por motivos obvios.

En el caso de que la **víctima** de la asfixia fuera un **lactante o niño de corta edad** debemos tener en cuenta que este no nos pedirá ayuda. Por lo tanto sabremos que está en una situación de asfixia en el caso de que no emita sonidos ni llanto, que se encuentre agitado o con el nivel de consciencia alterado, así como por el color azulado de piel y mucosas.

http://www.youtube.com/watch?v=Qn0tZRAIOEA

Para realizar la maniobra de desobstrucción de las vías en lactantes o niños de corta edad nos situaremos de rodillas sobre el suelo o sentados en una silla. A continuación colocaremos al niño boca abajo sobre nuestro antebrazo y lo apoyaremos sobre el muslo. Seguidamente con una mano sujetaremos la barbilla, para que la cabeza del bebé quede alineada con la espalda de forma recta, mientras que con la palma de la otra mano aplicaremos cinco golpecitos entre las escápulas. Una vez realizada esta maniobra comprobaremos si la vía aérea ya se encuentra permeable, de no ser así, volveremos a aplicar esta técnica esta vez con un poco más de fuerza (Figura 3).

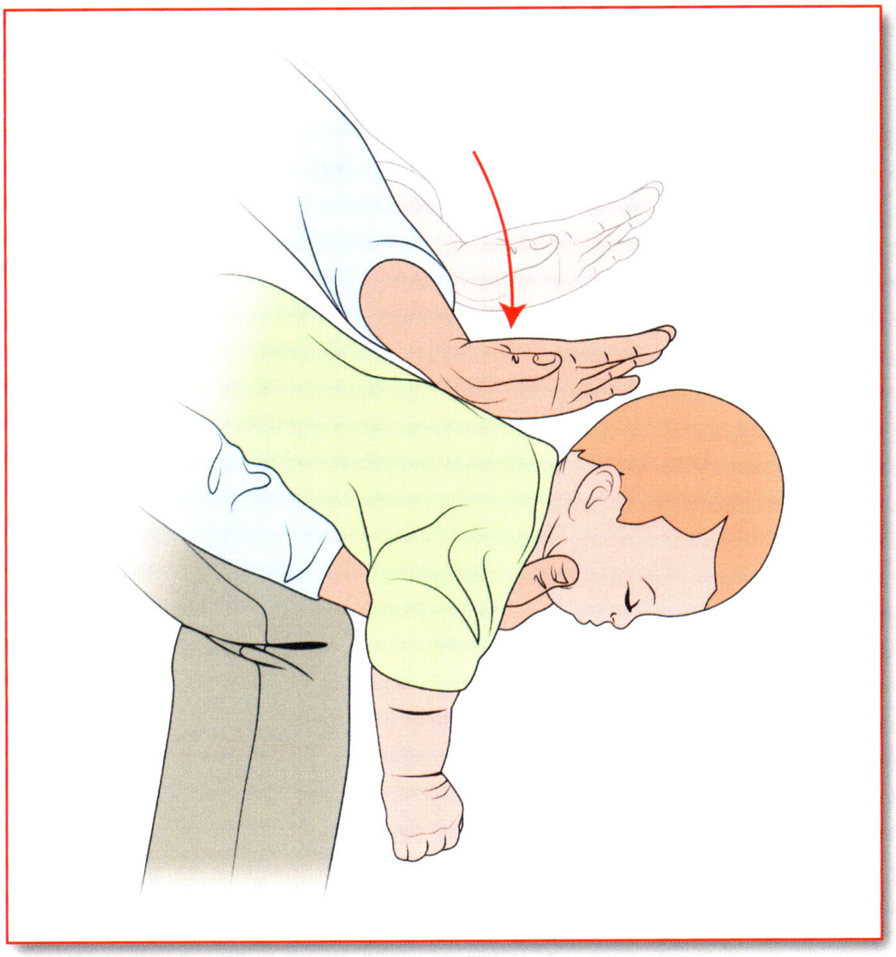

Figura 3. *Desobstrucción de las vías aéreas en niños y lactantes.*

En el caso de que esta maniobra no fuese efectiva, para liberar las vías aéreas en un niño pequeño podemos usar otra variante. Consiste en colocarse de rodillas sobre el suelo, sujetar al lactante esta vez boca arriba con el antebrazo apoyado sobre el muslo y sujetándolo con una mano por la zona occipital de su cabeza, con la otra mano aplicaremos cinco compresiones entre el ombligo y el apéndice xifoides. Esta maniobra se repetirá tantas veces como fuera necesaria para extraer así el cuerpo extraño, pudiéndose alternar con la anteriormente citada.

En el caso de que la **situación de asfixia** se produjera **en personas obesas o embarazadas** cuando aplicamos la maniobra de Heimlich, dadas las circunstancias, no rodearemos a la víctima con nuestras manos sobre su abdomen, sino que aplicaremos las compresiones directamente sobre el tórax.

http://www.youtube.com/watch?v=2D5TKxDwGuk

Si la víctima de asfixia padeciera obesidad mórbida, lo situaremos sobre el suelo en decúbito supino y realizaremos compresiones sobre el tórax como si se tratase de un masaje cardiaco.

En cualquiera de los casos anteriormente citados es posible que este tipo de maniobras por diferentes motivos fracasen y la víctima termine perdiendo el conocimiento debido a la hipoxia producida por la asfixia. Ante esta situación debemos pedir ayuda de inmediato, llamaremos al 112 y explicaremos la situación. Colocaremos a la víctima en el suelo en decúbito supino y comenzaremos las maniobras de RCP, las cuales se detallan en el siguiente punto.

2. REANIMACIÓN CARDIOPULMONAR BÁSICA

Definimos **reanimación cardiopulmonar (RCP)** como el conjunto de maniobras protocolizadas que pretenden restaurar la circulación y respiración espontánea y revertir la parada cardiorrespiratoria. Existen diferentes tipos de RCP dependiendo de las capacidades de quien las realice. En base a esto podemos diferenciarlas en:

- **RCP básica:** es la que se realiza sin medios materiales por los primeros intervinientes o testigos de una parada cardiorrespiratoria.
- **RCP instrumentalizada:** llevada a cabo por los técnicos en emergencias sanitarias o por personal sanitario entrenado debidamente para ello, con un instrumental adecuado para este fin.
- **RCP avanzada:** es la realizada por profesionales sanitarios bajo el mando de un médico, con la ayuda de enfermeros y técnicos. En la RCP avanzada se emplean instrumentos, equipos y medicación para revertir la parada cardiorrespiratoria.

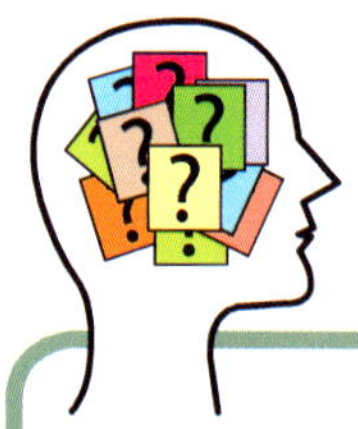

RECUERDA QUE

Tanto los vigilantes de seguridad, como la policía, los bomberos, etc., están entrenados debidamente para realizar maniobras de RCP básica en caso de que fuera necesario.

Existen una serie de organismos internacionales encargados de estudiar los protocolos de actuación y los resultados de las maniobras de RCP extrahospitalarias, es decir, las que se dan fuera del ambiente hospitalario, como por ejemplo en la calle, en un centro comercial, etc. Como ejemplo de este tipo de organismos se puede destacar a la "European Resuscitation Council – ERC", "American Heart Association – AHA" y en nuestro país a la "Sociedad Española de Medicina Intensiva, Crítica y Unidades de Coronarios – SEMICYUC". Estos organismos, cada cierto tiempo, realizan una evaluación de los resultados obtenidos en base a unos protocolos determinados, e introducen los cambios que consideran necesarios, según su criterio, para mejorar todo lo posible estos datos. Estos protocolos son los que guiarán las actuaciones de los profesionales sanitarios de las emergencias extrahospitalarias y los reanimadores no profesionales.

http://www.semicyuc.org/sites/default/files/resumen_guias_erc_2010.pdf

La enfermedad coronaria es la responsable de 8 de cada 10 paros cardiacos que se producen fuera de los hospitales. En España se produce un infarto agudo de miocardio (IAM) cada 8 minutos, y más de la mitad de los afectados fallece. La mayoría de estas muertes podrían evitarse si sabemos cómo actuar en estos casos. La sintomatología típica de un IAM o accidente coronario se manifiesta mediante opresión en el pecho acompañada de dolor o quemazón; es un dolor de tipo opresivo como si tuviera un peso sobre el tórax, recorre espalda, cuello y brazo izquierdo. Se acompaña además de sudoración, mareo y vómitos y, en general, de una sensación de ahogo o de falta de aire.

2.1. Cadena de supervivencia (Figura 4)

La cadena de supervivencia es el conjunto de acciones sucesivas y coordinadas que permite salvar la vida, y mejorar la calidad de vida futura, de las personas que han sufrido una parada cardiorrespiratoria. La cadena de supervivencia resume los pasos vitales necesarios para llevar a cabo una RCP con éxito.

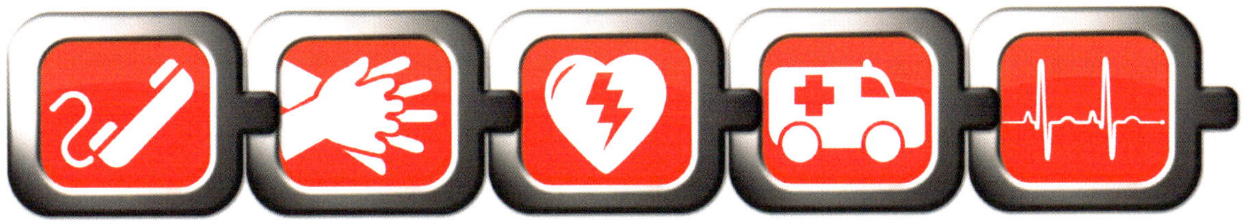

Figura 4. *Cadena de supervivencia.*

En una persona adulta la mayoría de los paros cardiorrespiratorios de inicio súbito, que no tengan origen traumático, son de origen cardiaco y corresponden normalmente a una fibrilación ventricular. Para poder revertir esta situación es necesario seguir los pasos que nos indica la cadena de supervivencia. Son los siguientes:

1. **Reconocimiento temprano de la emergencia médica y solicitud de auxilio.** Es vital reconocer que nos encontramos ante un accidente cardiovascular de manera inmediata, así como avisar a los servicios de urgencia y emergencias a través del teléfono 112.

2. **RCP precoz.** Si los primeros intervinientes o testigos de la parada cardiaca realizan las maniobras de RCP básica de manera inmediata se duplicarán o triplicarán las posibilidades de supervivencia de la víctima, en espera de que acudan al lugar los profesionales sanitarios o médicos.

3. **Desfibrilación temprana.** La desfibrilación es la única medida que permite revertir una situación de parada cardiaca cuando se debe a una fibrilación ventricular.

4. **Soporte vital avanzado precoz.** El tratamiento de una parada cardiaca por los equipos de asistencia médica extrahospitalaria es esencial para poder revertir esta situación.

5. **Cuidados hospitalarios posteriores a la RCP.** Una vez revertida la situación de parada cardiorrespiratoria, los equipos de asistencia médica extrahospitalaria trasladarán a la víctima a un centro sanitario donde recibirá los cuidados necesarios para ayudarle en su recuperación.

2.2. Reanimación cardiopulmonar básica en adultos

Una **parada cardiorrespiratoria** se define como el cese brusco e inesperado de la actividad mecánica del corazón y de la respiración, potencialmente reversible, en la cual la víctima no responde, no tiene pulso y no respira. Por lo tanto **las maniobras de RCP solo se comenzarán tras asegurarnos fielmente que la víctima está inconsciente, no respira y no tiene pulso.**

La RCP no se practicará en personas que presenten lesiones incompatibles con la vida, en enfermos en estado terminal o en accidentes donde haya múltiples heridos.

Antes de explicar cómo debemos realizar las maniobras de RCP vamos a detallar en qué situaciones **no iniciaremos las maniobras de RCP**:

- Existencia de riesgos externos para la seguridad de las personas que practiquen la RCP.
- La víctima ha expresado voluntad expresa de no ser reanimado.
- Juicio médico de futilidad:
  - Signos evidentes de muerte biológica.
  - Enfermedad en situación terminal.
- Priorización obligada en situaciones de catástrofe con múltiples víctimas (triaje).

De la misma forma a continuación se citan los casos para suspender una RCP iniciada:

- Cuando el paciente recupere circulación y respiración espontánea.
- Cuando se mantiene RCP más de 45 minutos.
- Cuando el reanimador está exhausto.

http://www.youtube.com/watch?v=iFDOJB7ZFzg

El principal cambio que nos encontramos en las nuevas recomendaciones de los organismos internacionales afecta principalmente a la secuencia en la maniobra, es decir, anteriormente comenzábamos las maniobras con una secuencia ABC *(Airway, Breathing, Chest compressions)* que traducido significa abrir vía aérea, insuflar respiraciones y realizar compresiones torácicas, ahora la secuencia es diferente **CAB *(Chest compressions, Airway, Breathing),*** es decir, **compresiones torácicas, vía aérea y respiraciones.**

Estas nuevas recomendaciones otorgan un papel protagonista a las compresiones torácicas de alta calidad, dejando de lado las insuflaciones o maniobra del boca a boca, en el caso que el rescatador no pueda o no quiera hacerla. En cualquier caso siempre que sea posible debemos combinar masaje cardiaco con insuflaciones respiratorias.

Respecto a las **compresiones torácicas** se ha de tener siempre en cuenta lo siguiente (Figura 5):

- Las compresiones torácicas se deben realizar con la frecuencia y profundidad adecuadas, permitiendo una completa expansión tras cada compresión, reduciendo al mínimo las interrupciones de las compresiones y evitando una excesiva ventilación.
- La frecuencia en las compresiones deben ser algo superiores a las 100 por minuto.
- La profundidad de las compresiones debe ser de unos 5 cm.

Respecto a las **insuflaciones o ventilaciones** se ha de tener siempre en cuenta lo siguiente (Figura 6):

- Antes de realizarlas abriremos las vías aéreas a través de la maniobra frente-mentón.
- No durarán más de dos segundos.
- Pinzaremos la nariz de la víctima para evitar la salida del aire que insuflamos.

En las maniobras de RCP lo más importante son las compresiones torácicas. Las insuflaciones o ventilaciones respiratorias solo se harán en el caso que el reanimador decida hacerlo, aunque siempre son convenientes.

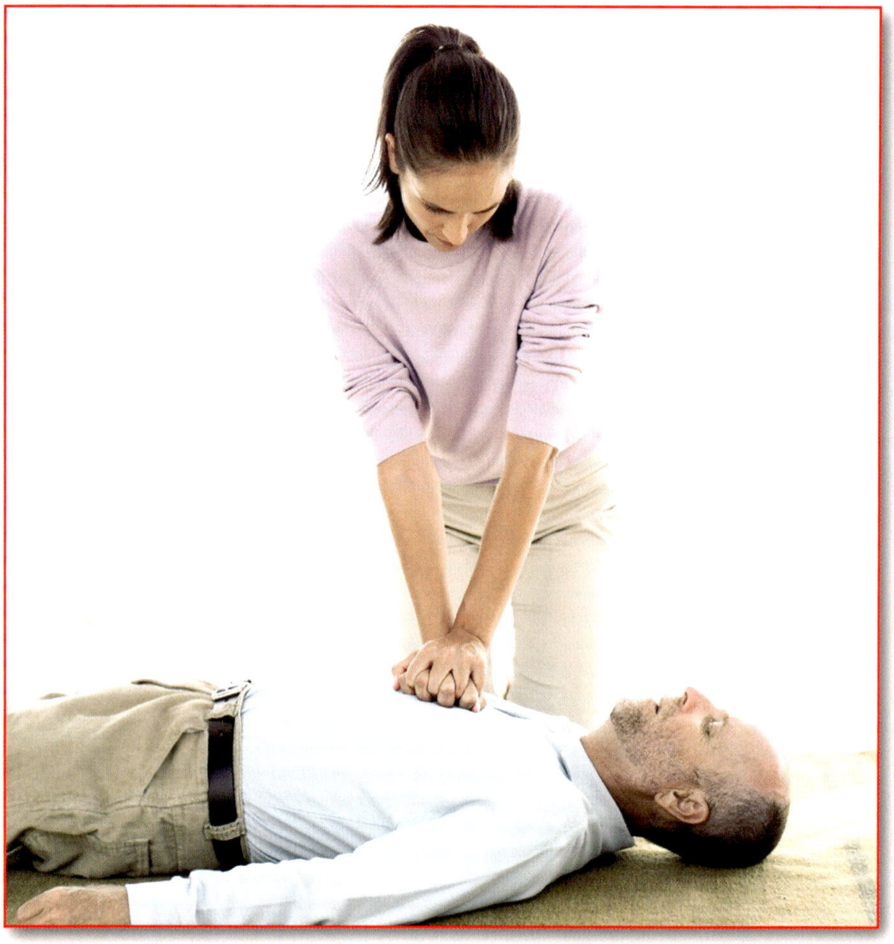

Figura 5. *Compresiones torácicas.*

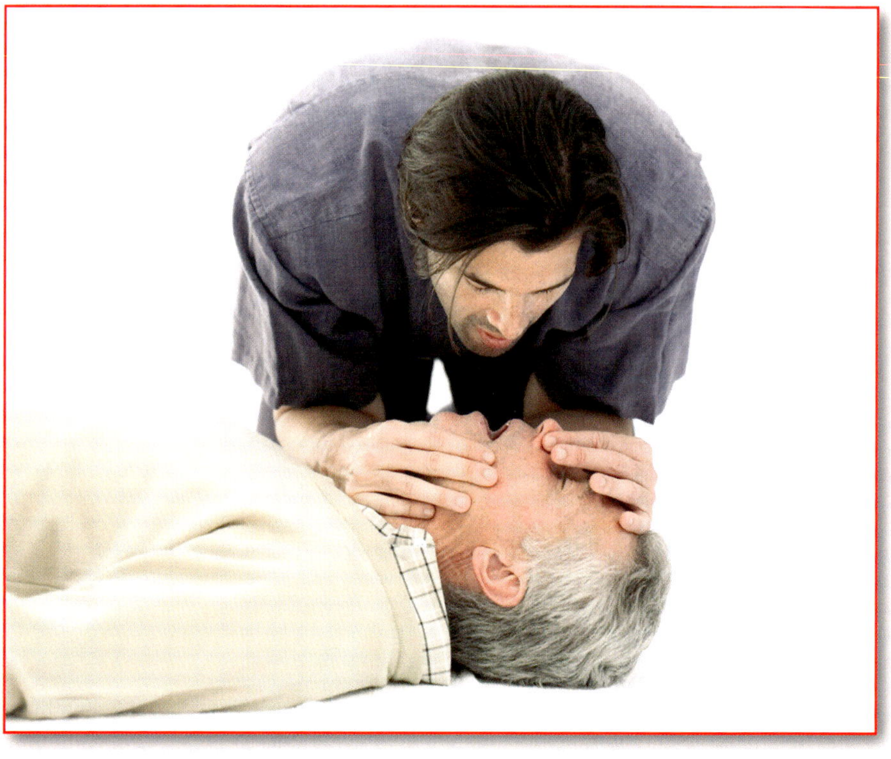

Figura 6. *Insuflaciones respiratorias.*

Las maniobras de RCP comenzarán tras realizar la conducta PAS y tras habernos asegurado que la víctima está inconsciente, no respira y no tiene pulso.

Las maniobras de RCP comenzarán con 5 insuflaciones de rescate, sobre todo en el caso de personas con síndrome de inmersión, es decir, ahogadas en un medio acuático. Recordemos que las insuflaciones no son obligatorias, pero sí convenientes. Tras realizar las insuflaciones, y de manera inmediata, comenzaremos el masaje cardiaco.

https://www.youtube.com/watch?v=FEayzgNGGBQ

El **masaje cardiaco** se realizará colocando a la víctima en decúbito supino, sobre una superficie dura, lisa y firme. El reanimador debe arrodillarse en el lado derecho de la víctima, descubrir el tórax y situar el talón de su mano sobre el centro del pecho. Debe colocar el talón de la otra mano sobre la primera, entrecruzar los dedos y no apoyarlos sobre el paciente. Se colocará con los brazos en extensión, sobre la vertical del paciente y en ángulo de 90 ° sobre el suelo.

Debe presionar el pecho del paciente dejando caer todo el peso del reanimador hasta conseguir deprimir el pecho unos 5 centímetros. Después de cada compresión, el reanimador relajará el cuerpo para permitir que el tórax se eleve, sin perder contacto con el punto de apoyo. El tiempo de comprensión debe ser igual al de relajación. Se debe conseguir un ritmo de más de 100 compresiones por minuto durante 2 minutos (Figura 7).

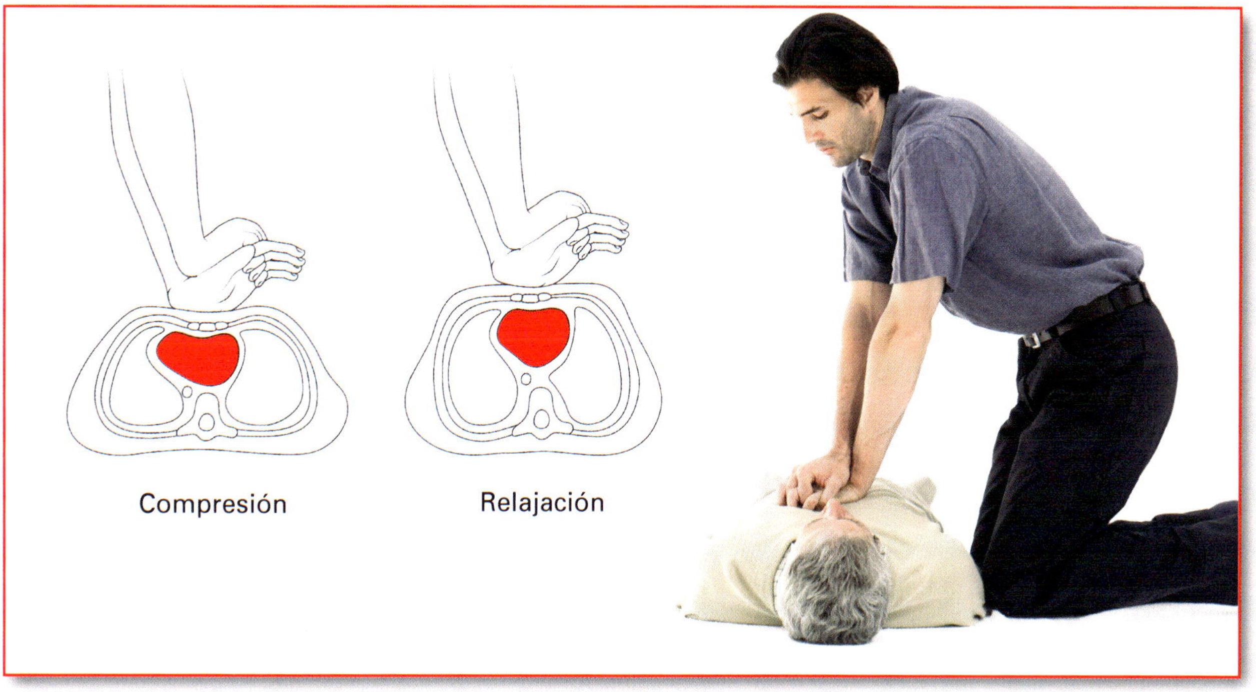

Figura 7. *Compresiones torácicas.*

RECUERDA QUE

En personas ahogadas en un medio acuático la RCP se comenzará siempre con 5 insuflaciones de rescate.

Si tras este periodo la víctima no responde continuaremos con las maniobras de RCP con una **frecuencia de 30 compresiones y dos ventilaciones (30:2)** hasta que lleguen al lugar los servicios de asistencia sanitaria de urgencia. Es muy importante no perder el ritmo de la RCP ni hacer pausas en las compresiones. Si alguna persona experta decide relevarnos se colocará junto a nosotros para no perder tiempo entre unas compresiones y otras.

2.3. Reanimación cardiopulmonar básica pediátrica

La RCP pediátrica, al igual que en los adultos, ha de comenzar de manera inmediata tras habernos cerciorado que la víctima está inconsciente, no respira y no tiene pulso. Para realizar estas comprobaciones o valoraciones no tardaremos más de 10 segundos en hacerlas.

Las características generales de la RCP son las mismas que en los adultos, los únicos cambios son la relación entre compresiones y ventilaciones. En niños practicaremos siempre **5 ventilaciones de rescate** antes de comenzar las compresiones. Acto seguido mantendremos una relación de **15 compresiones y 2 ventilaciones** siempre en el caso de que seamos expertos en realizar la RCP, en caso contrario podemos usar la misma relación que en los adultos, es decir 30 compresiones y 2 ventilaciones (Figura 8).

Las insuflaciones o ventilaciones las haremos cubriendo con nuestra boca la nariz y boca de la víctima pediátrica. Las compresiones también se realizarán en el centro del pecho y deberán ser de calidad, manteniendo una profundidad de al menos 1/3 del diámetro torácico antero-poste-

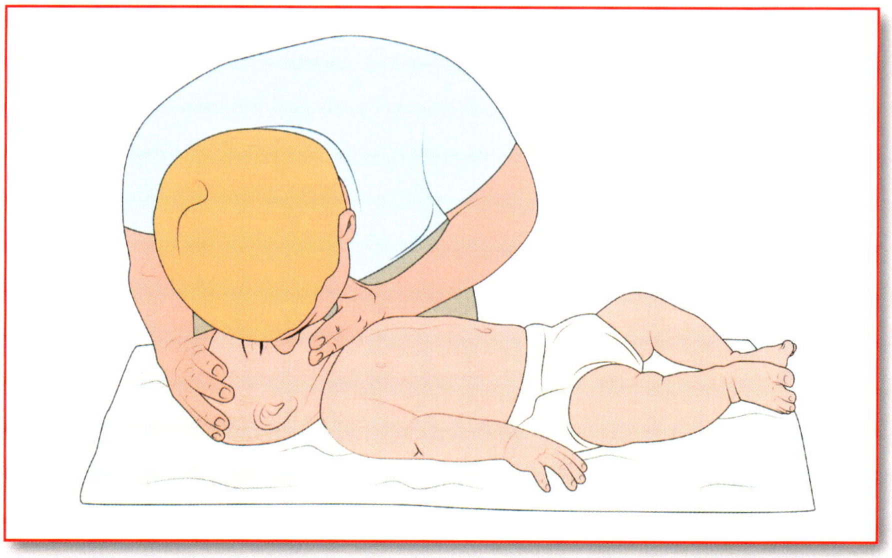

Figura 8. *Insuflaciones respiratorias a niños.*

https://www.youtube.com/watch?v=TV3lnITz_Mk

rior de la víctima (unos 5 cm aproximadamente). Las interrupciones en las compresiones deben minimizarse para no interrumpir el flujo sanguíneo en ningún momento. La frecuencia en las compresiones debe ser de más de 100 compresiones por minuto pero menos de 120.

La técnica de las compresiones variará según la edad y complexión del niño en cuestión. **En niños pequeños o de escaso peso las compresiones solo se realizarán con una mano,** para no causar lesiones añadidas por nuestro peso o fuerza sobre la víctima; además las insuflaciones o ventilaciones se realizarán con una fuerza muy leve (Figura 9).

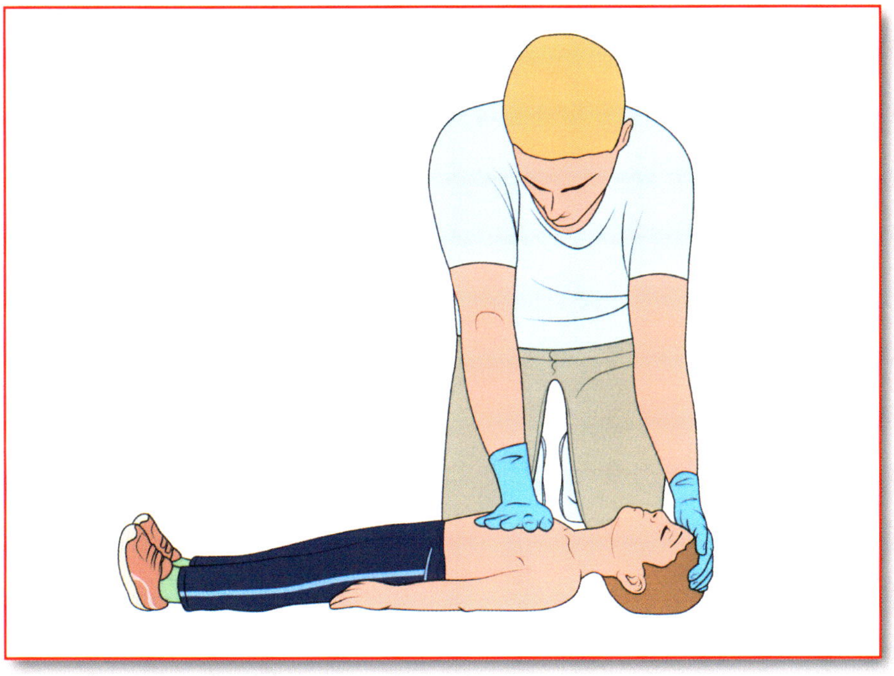

Figura 9. *Compresiones torácicas en niños.*

En el caso de que la víctima sea **un lactante las compresiones se realizarán con dos dedos sobre el centro del pecho.** Las insuflaciones o ventilaciones se realizarán con una fuerza muy leve (Figura 10).

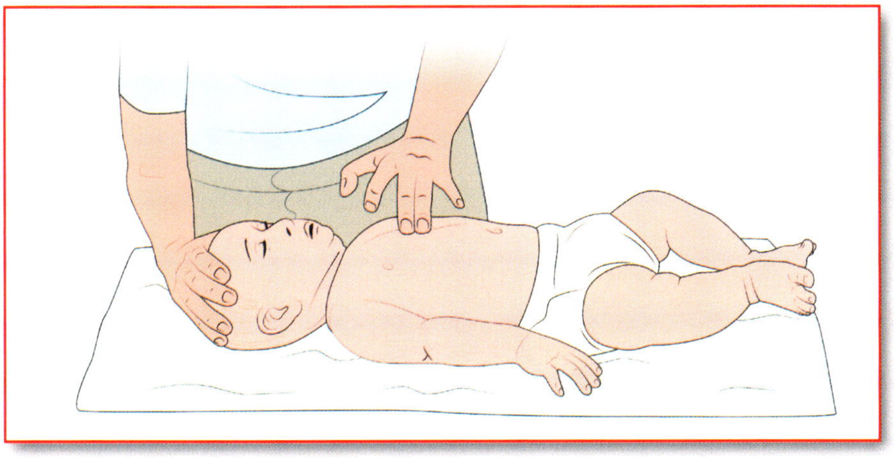

Figura 10. *Compresiones torácicas en lactantes.*

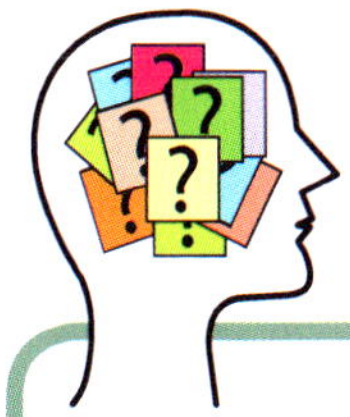

RECUERDA QUE

En la RCP pediátrica la fuerza con la que debemos realizar tanto las insuflaciones como las compresiones torácicas se adaptarán siempre al tamaño del niño.

2.4. Algoritmo RCP básica

El algoritmo de la RCP básica es el elemento que se emplea para el estudio, a nivel esquemático, de la secuencia y **pasos que se deben realizar para efectuar una RCP básica.** En este algoritmo se expresan a modo de resumen las distintas posibilidades que un reanimador se puede encontrar a la hora de realizarla y cómo se debe actuar en cada caso (Figura 11).

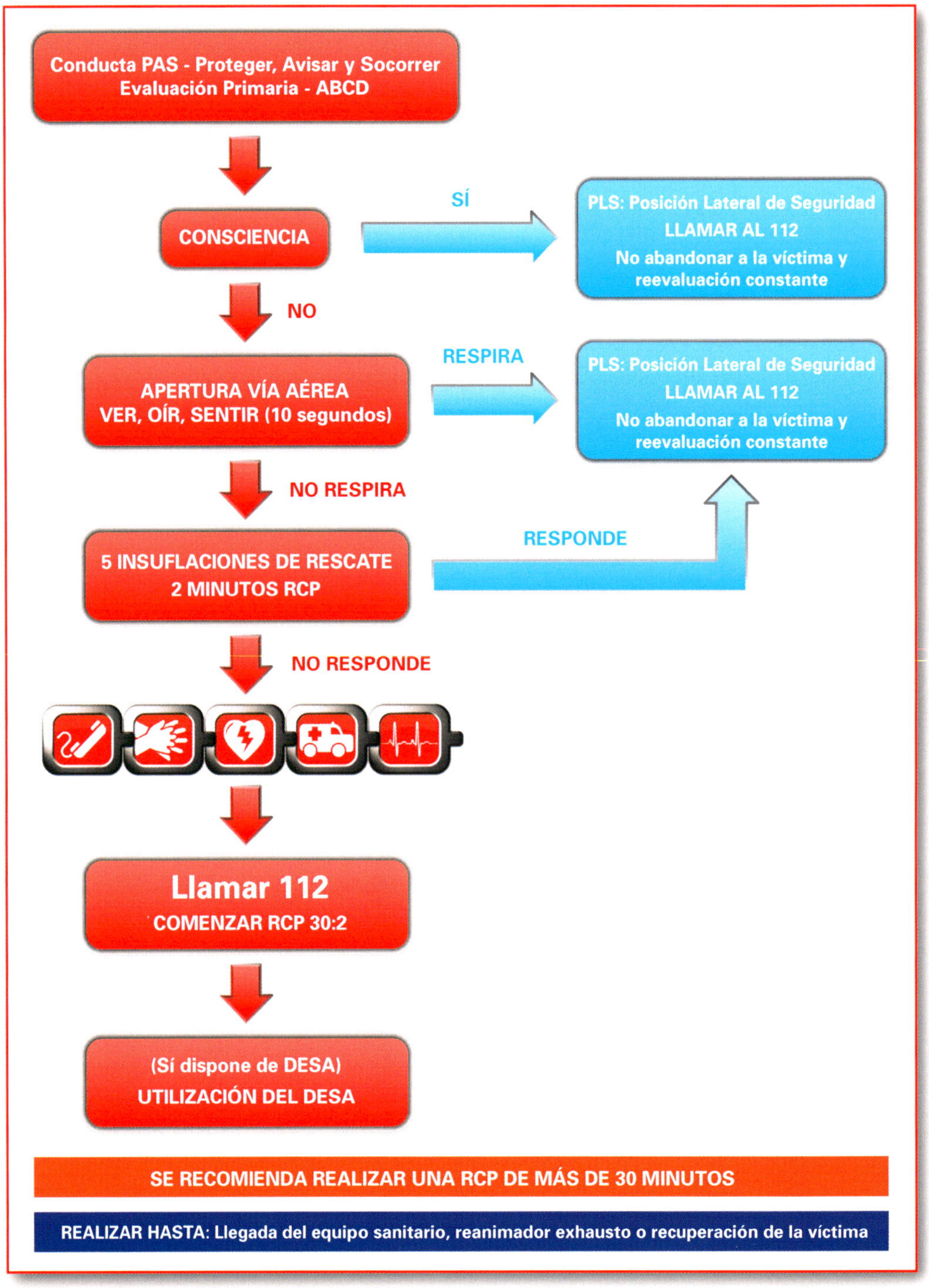

Figura 11 . *Algoritmo RCP básica.*

3. DESFIBRILACIÓN EXTERNA SEMIAUTOMÁTICA (DESA)

https://www.youtube.com/watch?v=ExXA1CPOYSc

En la mayoría de las ocasiones las paradas cardiorrespiratorias se producen por una arritmia, es decir, un cambio en el ritmo normal de los latidos del corazón. El caso más común de arritmia es el de **fibrilación ventricular (FV).**

Durante la fibrilación ventricular el corazón es incapaz de bombear la sangre con fuerza, ya que la actividad eléctrica de las paredes cardiacas está descoordinada. Existe un periodo de tiempo realmente corto entre la FV y la parada cardiorrespiratoria y la única forma de corregir esta situación es mediante la cardioversión que llevaremos a cabo con el desfibrilador externo semiautomático (DESA).

Para poder utilizar un DESA, debemos superar un curso de formación que cada Comunidad Autónoma regula, si no disponemos de esta autorización oficial no podremos usarlos.

Los DESA cada vez están más extendidos en lugares públicos como centros deportivos, edificios oficiales o centros comerciales con el fin de garantizar un mayor acceso a estos aparatos. Por tanto, el uso y manejo del DESA es realmente fácil y prueba de ello es la simpleza con la que son fabricados. Además cuentan con un sistema de mensajes pregrabados que indican en todo momento los pasos a seguir (Figura 12).

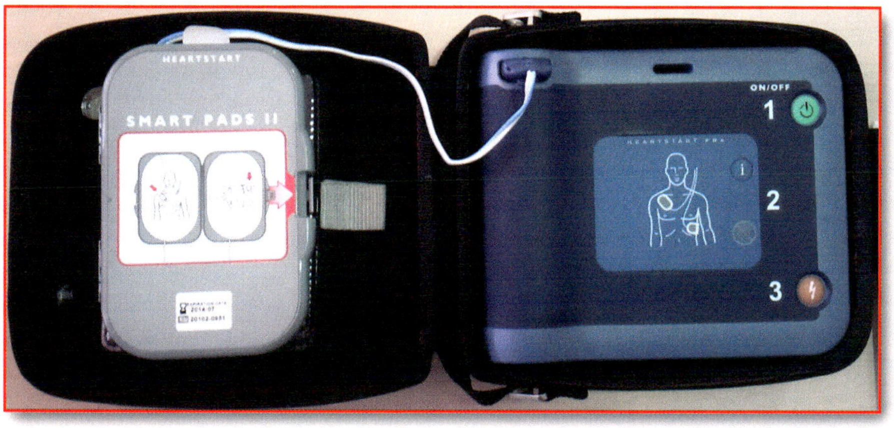

Figura 12. *Desfibrilador semiautomático.*

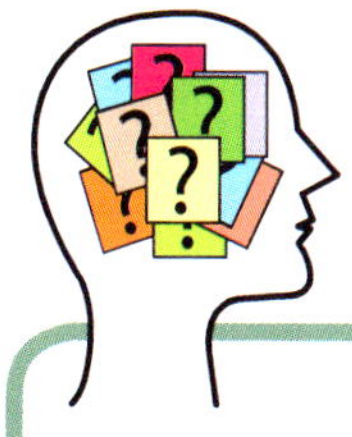

RECUERDA QUE

En los lugares donde se encuentren ubicados los DESA siempre habrá personal entrenado para su correcto uso, como conserjes, vigilantes de seguridad, etc.

Los **elementos** que componen un **DESA** son:

- **Interruptores:** equipados con dos botones, encendido-apagado y descarga.
- **Palas-electrodos:** son dos parches autoadhesivos que se colocan sobre el tórax de la víctima, tal como indican en el dibujo impreso en

El DESA solo aplicará una descarga eléctrica si tras analizar el ritmo cardiaco detecta que es desfibrilable.

cada uno de ellos; estos electrodos cumplen dos funciones: una es la de monitorizar la actividad eléctrica del corazón de la víctima y análisis del ritmo cardiaco y la otra función se completa con la descarga de energía eléctrica a través de ellos.

- **Baterías:** son acumuladores de energía que proporcionan autonomía ya que para su uso no necesitan estar conectados a un enchufe.
- **Indicador de correcto funcionamiento:** de color verde.

La utilización del DESA es simultánea a las maniobras de RCP, por tanto, cuando estamos frente a una víctima que no respira, no tiene pulso y está inconsciente debemos:

- Asegurar y proteger la zona.
- Avisar al 112.
- Solicitar un DESA.
- Colocaremos el DESA cerca de la persona que lo vaya a utilizar, desnudaremos a la víctima de cintura para arriba, encendemos el DESA y seguimos sus instrucciones, colocando los parches del desfibrilador según indica el dibujo que llevan impreso (Figura 13).
- Una vez colocados los parches en su posición correcta el desfibrilador comienza a analizar el ritmo cardiaco del paciente: no toques a la víctima, esta operación dura unos diez segundos.

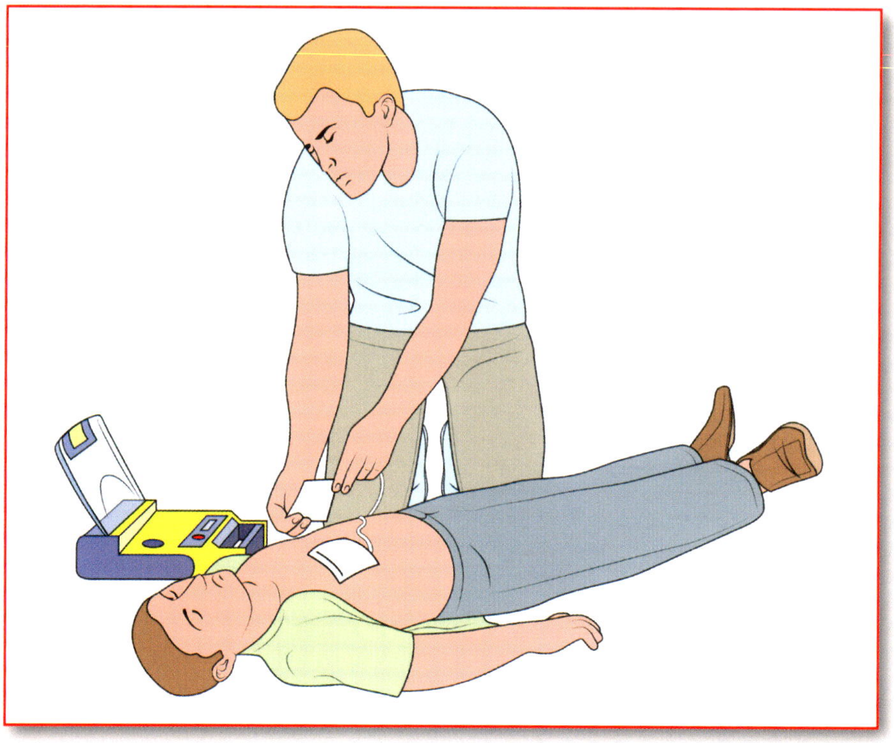

Figura 13. *Colocación de parches del DESA.*

- Tras analizar el ritmo cardiaco pueden suceder dos situaciones, la primera es que el paciente no presente un ritmo desfibrilable, entonces debemos iniciar maniobras de RCP; la segunda es que la víctima esté en FV y por tanto es susceptible de aplicar una descarga. En ambas situaciones no debes preocuparte ya que el DESA te indicará qué es lo debes hacer.

http://www.youtube.com/watch?v=JK1IK0cA5Tk

Si nos encontramos en la situación en la que **tras analizar el ritmo cardiaco de la víctima no es desfibrilable,** haremos lo siguiente:

- El DESA recomendará iniciar o continuar con las maniobras de RCP mediante un mensaje hablado.
- En base a esto iniciaremos o continuaremos las maniobras de RCP tal y como se ha explicado anteriormente, durante unos dos minutos.
- Tras este periodo el desfibrilador mediante un mensaje verbal te indicará que no toques a la víctima, así puede de nuevo realizar un análisis del ritmo cardiaco del paciente sin que las maniobras de RCP interfieran.

Si nos encontramos en la situación en la que **tras analizar el ritmo cardiaco de la víctima el DESA recomienda aplicar una descarga** haremos lo siguiente:

- Si el desfibrilador recomienda dar una descarga en ese momento el operador debe gritar que se alejen de la víctima y apretar el botón de descarga (Figura 14).

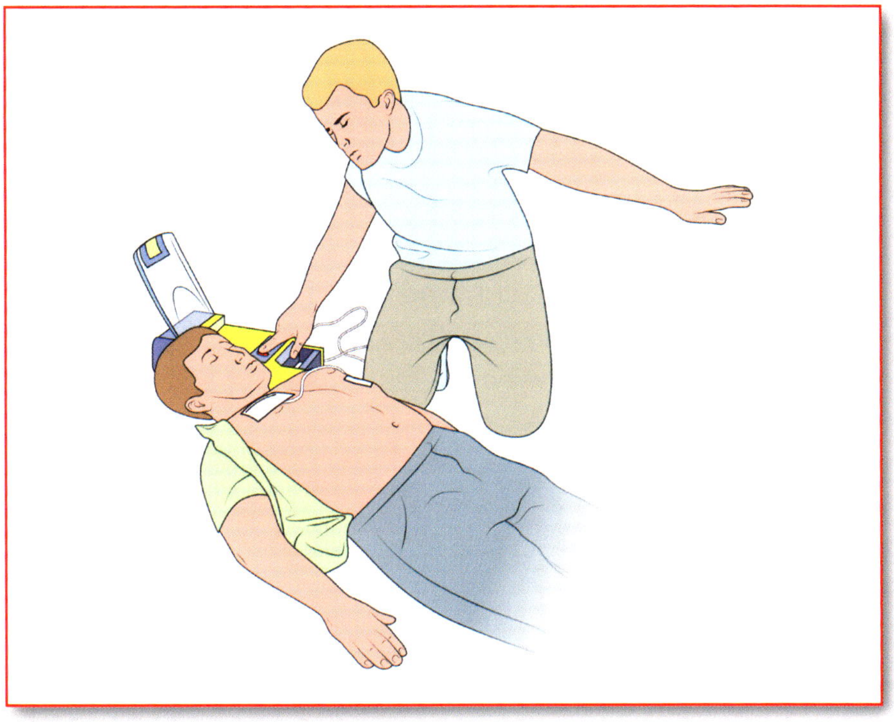

Figura 14. *Descarga eléctrica del DESA.*

Los DESA llevan unos mensajes pregrabados que nos van indicando qué es lo que debemos hacer en cada momento.

- El desfibrilador procede a un nuevo análisis del ritmo cardiaco de la víctima.
- Si tras la descarga recibida la víctima entra en ritmo sinusal, es decir, su corazón vuelve a latir de una forma adecuada, lo colocaremos en posición lateral de seguridad y daremos por finalizada las maniobras de RCP en espera de los recursos sanitarios. Realizaremos una valoración de sus constantes vitales cada pocos segundos.
- Si por el contrario tras la descarga nos indica que reiniciemos maniobras de RCP, combinaremos el uso de RCP con el DESA según lo detallado anteriormente hasta la llegada de los equipos de emergencias.

A continuación vamos a resolver algunas dudas que pueden surgir en la utilización de un DESA en distintas situaciones.

¿Se puede utilizar un DESA en niños?

La mayoría de desfibriladores disponen de un mecanismo para atenuar las descargas, es decir, se puede seleccionar la potencia de descarga para adultos o niños. En caso de no disponer de mecanismo de atenuación de potencia es recomendable aplicar el mismo nivel de energía de descarga de adultos en niños, siempre que sean mayores de un año. En niños menores de un año o lactantes es muy poco probable encontrar una fibrilación ventricular, por lo tanto el DESA no recomendará dar una descarga.

¿Se puede utilizar un DESA si la víctima está mojada?

Debemos separar a la víctima todo lo posible del agua y si el pecho está mojado debemos secarlo, ya que el agua es un excelente conductor de electricidad. Por tanto, si aplicamos una descarga cuando el paciente tiene el tórax mojado, la energía que apliquemos se perderá por todo el tórax y no alcanzará el corazón de la víctima con la fuerza necesaria.

¿Se puede utilizar un DESA si la víctima lleva implantado un marcapasos?

Para evitar el bloqueo de la energía de descarga por el marcapasos, colocaremos los parches del DESA a unos 2,5 cm de distancia del mismo.

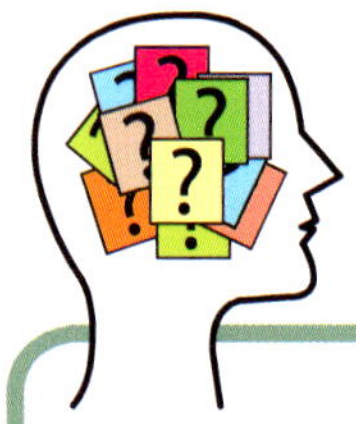

RECUERDA QUE

Una vez comenzada la RCP no se puede suspender, por lo tanto no se puede perder mucho tiempo en la preparación y colocación de los parches del DESA.

3.1. Algoritmo integración DESA y RCP básica

El DESA es un aparato que se emplea siempre de manera conjunta con la RCP básica. **Si una vez comenzada la RCP fuera posible disponer de un DESA será necesario realizar una integración entre ambos.** En el siguiente algoritmo se muestra, a nivel esquemático, cuál sería la secuencia correcta y las situaciones que se pueden dar cuando se integran ambos elementos (Figura 15).

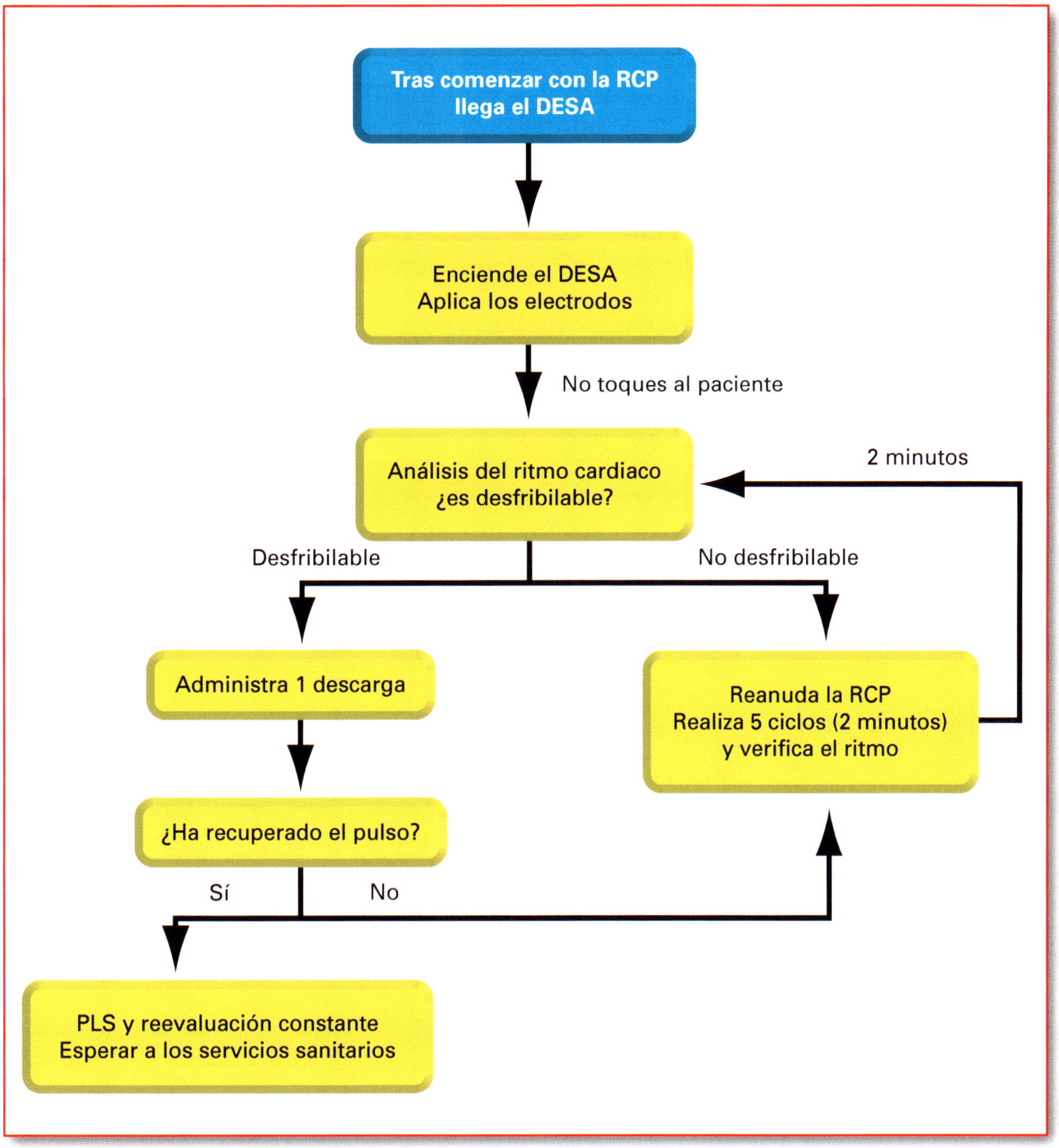

Figura 15. *Algoritmo integración DESA y RCP básica.*

4. VALORACIÓN DEL ACCIDENTADO

Para realizar la valoración de un accidentado, como ya hemos visto en los puntos anteriores, se debe hacer siempre siguiendo en todo caso la conducta PAS. Una vez que esté garantizada nuestra propia seguridad, la del propio accidentado y la de terceros llamaremos al servicio de emergencias 112 donde trasladaremos toda la información que hayamos podido recopilar sobre el accidente hasta ese momento.

A la hora de socorrer a las víctimas valoraremos la gravedad de las lesiones de los implicados usando las técnicas ya descritas de triaje simple, siempre en el caso de que hubiera varias personas accidentadas. A continuación y usando medidas de autoprotección personal atenderemos a las víctimas.

Para hacer la valoración del accidentado comenzaremos por la valoración primaria. Si tras realizar la valoración primaria descubrimos que la víctima está inconsciente, no respira y no tiene pulso, procederemos a realizar las maniobras de RCP sin perder tiempo. En el caso de que estemos habilitados para ello y dispongamos de un DESA lo emplearemos conjuntamente con las maniobras de RCP.

Si tras realizar la valoración primaria comprobamos que la víctima tiene intactas sus constantes vitales continuaremos realizando la valoración secundaria y aportando técnicas de apoyo psicológico (descritas en el *Capítulo* 4 de este manual).

En el caso de que fuera necesario realizar una movilización o inmovilización de urgencia, lo haremos siempre empleando las técnicas que serán descritas en el *Capítulo* 3 de este mismo libro.

5. ATENCIÓN INICIAL EN LESIONES POR AGENTES FÍSICOS (TRAUMATISMOS, CALOR O FRÍO, ELECTRICIDAD Y RADIACIONES)

La atención inicial en lesiones causadas por agentes físicos son las medidas que adoptaremos para evitar que las lesiones que presenta un accidentado puedan agravarse, siempre a la espera de que acudan al lugar del accidente los servicios sanitarios de urgencia o antes de trasladar a la víctima por nuestro propios medios, en los casos en que fuera necesario hacerlo así.

5.1. Traumatismos: heridas y fracturas

Los traumatismos son cualquier agresión que pueda sufrir el organismo como consecuencia de la acción de un agente físico o mecánico. Las manifestaciones más habituales de los traumatismos son las **heridas y fracturas,** por tanto, a continuación, vamos a describir cuáles son las acciones que podemos llevar a cabo en cualquier víctima que sufra este tipo de lesiones.

http://www.youtube.com/watch?v=3-2ay78CQP4

5.1.1. *Heridas*

Podemos definir herida como la **rotura de la solución de continuidad de la piel.** En la práctica de los primeros auxilios podemos clasificarlas para su abordaje como pequeñas, medianas y grandes heridas.

Los **primeros auxilios de las pequeñas y medianas heridas** se realizarán sobre la base de impedir la infección y corregir la hemorragia si la hubiera, de la siguiente forma:

- Lavado de manos con agua y jabón si es posible. Hacer uso de guantes.
- Aplicar abundante agua y jabón a la herida.
- Lavar desde el centro de la herida hacia el exterior.
- Aplicar antiséptico, si no va a necesitar más tratamiento.
- Cubrir la herida con apósitos estériles si es posible.
- Si la herida necesitara sutura, presenta profundidad o gran extensión es necesario acudir a un centro sanitario.
- Control sobre el calendario de vacunaciones, sobre todo por el tétanos.

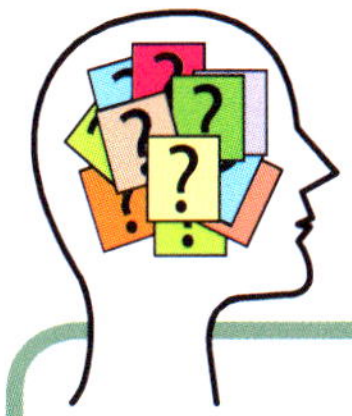

RECUERDA QUE

A la hora de curar heridas deberemos de usar y tener en cuenta las medidas de autoprotección personal, como por ejemplo usar guantes.

Los **primeros auxilios en las grandes heridas** van encaminados a detener la hemorragia principalmente; en estos casos haremos lo siguiente:

- Avisar al 112.
- Si existe un cuerpo extraño clavado en la piel, no se debe retirar nunca. Si es posible, rodearlo muy bien con apósitos para impedir que pueda moverse o clavarse más.
- Intentar cohibir la hemorragia haciendo una compresión directa sobre la zona por donde sangra, aplicando apósitos uno sobre otro a medida que se vayan empapando sin destaparlos o retirarlos.

http://www.youtube.com/watch?v=-DtoqMXPdHk

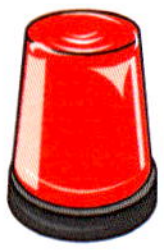

Para cohibir hemorragias que no cesan por compresión directa aplicaremos presión con el puño cerrado sobre la cara interna del húmero o del fémur para intentar detener la hemorragia.

- Si la compresión directa no funciona, la herida se sitúa en un miembro superior o inferior y la hemorragia es de carácter arterial, habrá que realizar una compresión con el puño de la arteria contra el hueso, lo haremos de la siguiente manera:
  - Si se trata del miembro superior, es decir el brazo, aplicaremos presión sobre la cara interna del húmero, siempre por encima de la herida.
  - Si se trata del miembro inferior, es decir la pierna, aplicaremos presión sobre la cara interna del fémur siempre por encima de la herida.
- Se recomienda también elevar el miembro afectado para dificultar la circulación sanguínea.
- Tapar a la víctima para protegerla del frío.
- Esperar la llegada de los servicios de emergencia.

Si aun aplicando las técnicas anteriormente descritas **la víctima sigue sangrando profusamente** habría que estudiar la conveniencia de practicar un torniquete. Para ello antes de practicarlo habría que analizar objetivamente los siguientes condicionantes:

1. **Volumen de la hemorragia** que no podemos contener con la compresión arterial o compresión directa sobre la herida.

2. **Situación geográfica del accidentado,** si está cerca del servicio de emergencias o no, si se encuentra en una zona de difícil acceso y todas aquellas circunstancias que puedan impedir que los servicios de emergencias acudan con celeridad.

Una vez realizado el análisis de la situación debemos preguntarnos si realmente el torniquete es una opción. Los últimos estudios llevados a cabo sobre la utilización del torniquete avalan el uso del mismo, cuando los condicionantes anteriormente citados van en contra del accidentado. Las consecuencias del uso de un torniquete serán siempre menos graves que la pérdida de volumen sanguíneo importante.

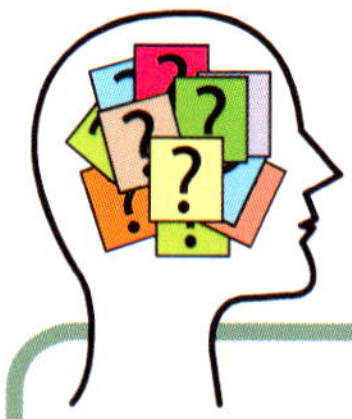

RECUERDA QUE

Solo aplicaremos un torniquete en los casos donde la hemorragia no ceda ante la compresión directa, ni sobre la herida, ni directamente sobre la arteria.

Para **realizar un torniquete,** tanto en la extremidad superior como en la inferior, debemos tener en cuenta siempre lo siguiente:

- Emplearemos para realizar el torniquete algún elemento que podamos dar varias vueltas sobre sí mismo, de al menos 5 cm, de ancho, como un pañuelo, una bufanda, una camiseta o un cinturón.

- El torniquete solo será efectivo si se coloca en lugares donde solo haya un hueso. En los brazos se colocará en el húmero y en las piernas en el fémur, siempre por encima de la zona afectada.

- El torniquete se colocará empleando firmeza para anudarlo, pero tampoco sin excederse.
- Una vez tengamos enrollado el torniquete podremos hacer un nudo intermedio y ayudarnos de un elemento sólido, como un palo, para girarlo varias veces sobre sí mismo y así conseguir una mayor efectividad.
- Una vez hecho el torniquete se anotará la hora en la que se ha realizado y **nunca se retirará una vez colocado.**

5.1.2. *Fracturas*

En capítulo anterior *(Capítulo 1)* se explicaron los tipos de fracturas y las consecuencias que podrían conllevar. Cabe recordar que nunca se debe tratar de reducir una fractura mediante la tracción de las articulaciones y que solo se inmovilizarán en casos estrictamente necesarios (Figura 16). En el caso de que nos encontrásemos ante una fractura ósea haremos lo siguiente:

- Avisar al 112.
- Controlar la hemorragia si la hubiere, sobre todo en fracturas abiertas.
- Abrigar a la víctima.
- Cubrir el miembro fracturado evitando su exposición a la gente.
- Prestar apoyo psicológico.
- Permanecer junto a la víctima hasta la llegada de los servicios de emergencias.

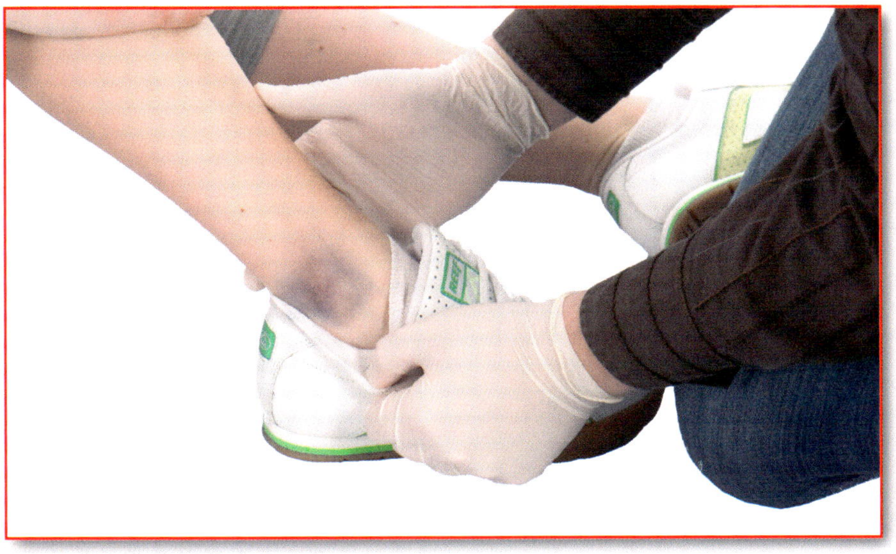

Figura 16. *Hematoma producido por fractura cerrada de tobillo.*

5.2. Lesiones producidas por calor

Las gravedad de las lesiones provocadas por agentes físicos, sobre todo las provocadas por calor o frío, dependen de varios **factores** entre los que se encuentran los siguientes:

- Lesión localizada o generalizada.
- Tiempo de exposición a la fuente.
- Intensidad de la fuente.
- Extensión de la zona afectada.
- Profundidad alcanzada.
- Zona corporal afectada.

A continuación vamos a describir las situaciones que se pueden dar cuando fracasan los mecanismos reguladores de la temperatura corporal; en este caso vamos a describir los provocados por **exceso de calor** y cuáles son las medidas de primeros auxilios que podemos realizar:

- **Calambres:** son contracciones musculares de carácter involuntario que se producen cuando el organismo es expuesto a una actividad física o trabajo en un ambiente caluroso. Surgen como consecuencia de la pérdida de sales minerales, como el sodio, cuando el individuo bebe agua pero no repone sales que se pierden con el sudor. La duración de los mismos es de varios minutos y representa la patología más leve de los trastornos por el calor. Si nos encontramos con una persona que tiene calambres tendremos que:
  - Colocar a la víctima en un lugar sombreado y fresco.
  - Beber de manera abundante bebidas de tipo isotónicas, que contengan elementos minerales.
  - Una vez que cesen los espasmos, la víctima podrá continuar con su actividad normal.
- **Agotamiento por calor:** es un episodio que ocurre cuando el organismo se somete a un ejercicio intenso en días calurosos, con una humedad ambiental elevada lo que impide la transpiración adecuada. Esto supone la pérdida de gran cantidad de líquidos y electrolitos, provocando una pequeña deshidratación. Debemos reconocer su sintomatología y actuar de inmediato para evitar que el agotamiento por calor se convierta en un golpe de calor que sin duda será mucho más grave. Los síntomas más destacables del agotamiento por calor son que la piel está caliente y enrojecida, sudor profuso, mareos, náuseas, dolor de cabeza y agotamiento general. Ante esta situación actuaremos de la siguiente manera:
  - Colocar a la víctima en un lugar sombreado y fresco.

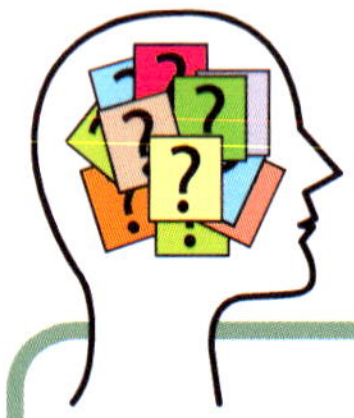

RECUERDA QUE

Para preparar una bebida isotónica de forma casera pondremos en un litro de agua dos cucharadas soperas de azúcar, una cucharadita de bicarbonato y media de sal. Esta bebida también es útil en los casos de procesos diarreicos.

- Reposo absoluto.
- Si no presenta alteración de la consciencia dar de beber abundantes bebidas isotónicas (bebidas para deportistas) (Figura 17).

- **Golpe de calor:** se trata de una auténtica emergencia médica, ya que puede derivar en un fracaso multiorgánico (FMO). El golpe de calor se caracteriza por un incremento de la temperatura corporal central por encima de 40 °C y por alteraciones del sistema nervioso central, donde es típico el coma. La incidencia del golpe de calor puede estar relacionada tanto con individuos jóvenes y sanos mientras realizan ejercicio físico, como con ancianos o individuos con enfermedades debilitantes, durante intensas olas de calor.

http://www.youtube.com/watch?v=E3BuKj2jX2M

El golpe de calor se produce por un desequilibrio entre los mecanismos productores y disipadores de calor, bien sea por un incremento en la producción o una alteración en la pérdida de calor. Los síntomas más comunes que acompañan al golpe de calor son piel enrojecida pero no sudorosa, temperatura corporal de 40° o más y alteraciones del nivel de consciencia. Ante esta situación **actuaremos de la siguiente manera:**

- Avisar al 112.
- Colocar a la víctima en lugar fresco y sombreado.
- Si está consciente dar de beber líquidos de manera abundante.
- Si está en coma debes controlar la vía aérea, las pulsaciones y la respiración.

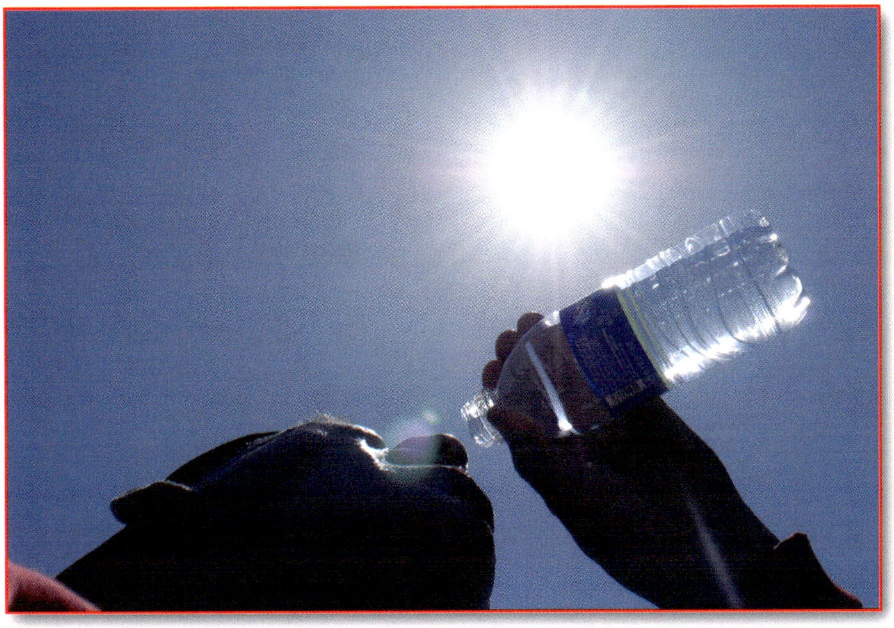

Figura 17. *Agotamiento por calor.*

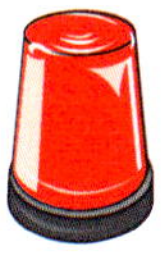

El golpe de calor se produce por un desequilibrio entre los mecanismos productores y disipadores de calor, bien sea por un incremento en la producción o una alteración en la pérdida de calor.

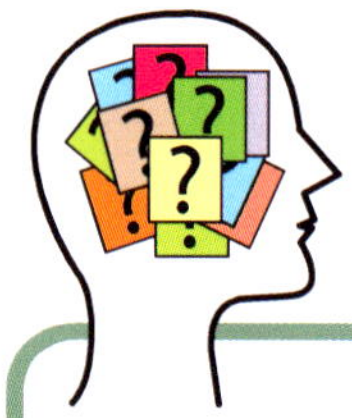

RECUERDA QUE

La hipotermia es una disminución de la temperatura corporal central e interna que, de no corregirse a tiempo, puede producir la muerte.

5.3. Lesiones producidas por frío

En las patologías o lesiones derivadas de la exposición al frío intervienen factores como la velocidad del viento, altitud, temperatura ambiente, duración de la exposición al frío, etc. La disminución de la temperatura corporal a nivel generalizado producirá una hipotermia y a nivel local la congelación.

La **hipotermia** se define como la disminución no intencionada de la temperatura corporal por debajo de 35 °C, la cual se puede clasificar según su gravedad en:

- **Leve:** se da entre los 35 y 32 °C. Se manifiesta con escalofríos, tiritona intensa y cianosis.
- **Moderada:** se presenta entre los 32 y los 28 °C. Se manifiesta con alteración del nivel de consciencia, se interrumpen los escalofríos y puede producirse parálisis corporal.
- **Grave:** por debajo de los 28 °C. Se presenta con una víctima en estado comatoso, con disnea y fibrilación ventricular.

Entre los síntomas generales y más comunes que caracterizan a la hipotermia se encuentran también la piel fría, seca y de color violáceo, temblor intenso (escalofríos), respiración lenta y superficial, pulso imperceptible, disminución del nivel de consciencia, llegando al coma en la hipotermia grave.

Si nos encontramos con una persona en una situación de hipotermia tendremos que **actuar de la siguiente forma:**

- Identificar con rapidez el estado de hipotermia, a mayor rapidez, menos secuelas.
- Retirar la ropa húmeda y colocar a la víctima en una zona de calor, calefacción del automóvil, uso de mantas eléctricas con precaución, ya que los receptores térmicos de la piel se encuentran afectados y podríamos provocar quemaduras por exceso de calor.
- No se debe masajear ni frotar la piel de la víctima ya que de esta forma provocamos vasodilatación periférica y aumentamos así la pérdida de calor.
- No dar bebidas alcohólicas ya que aumentan la vasodilatación y consigo la pérdida de calor corporal.
- Si la víctima se encuentra en parada cardiorrespiratoria iniciaremos maniobras de RCP y no cesaremos las maniobras de reanimación hasta que se alcance una temperatura corporal de 32 °C ya que incluso después de un tiempo prolongado de reanimación las expectativas de recuperación son muy buenas.

La **congelación** es una lesión que se produce a nivel local, provocada por la exposición prolongada a temperaturas inferiores a 0 °C, y que afecta sobre todo a pequeños vasos sanguíneos como los que se encuentran en la nariz, orejas y en los dedos de los pies y manos. Los efectos de un frío intenso sobre la superficie corporal son comparables a los de las quemaduras, ya que igualmente producen una destrucción de los tejidos. Los **síntomas** que caracterizan a las congelaciones son:

- Aparición de dolor intenso con sensación de calor.
- A medida que avanza se instaura la pérdida de sensibilidad y entumecimiento.
- El color de la piel se torna violáceo, con inflamación y aparición de ampollas.
- En los casos más graves la piel es de color negro (Figura 18).

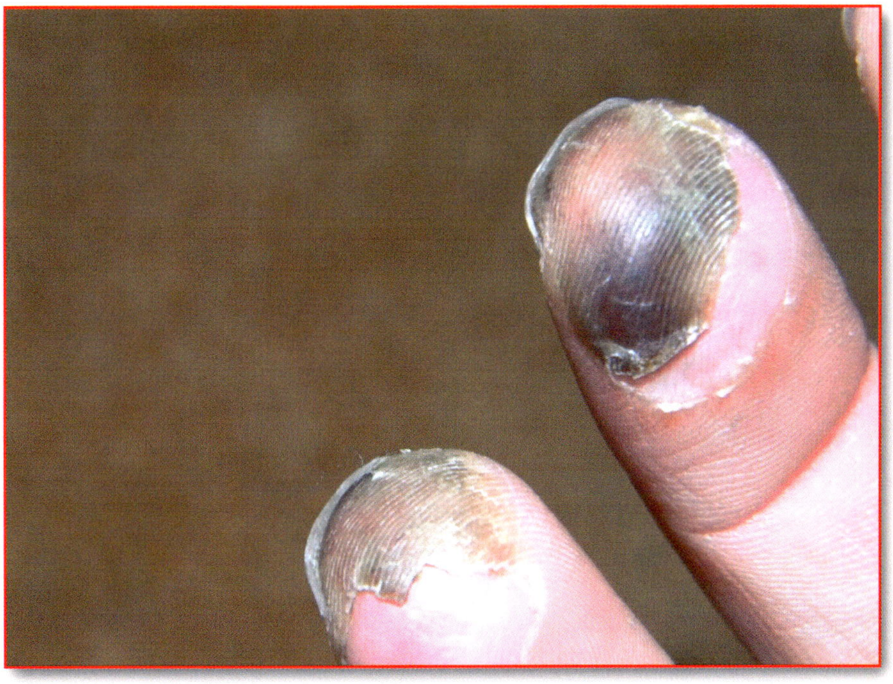

Figura 18. *Congelación en la punta de los dedos.*

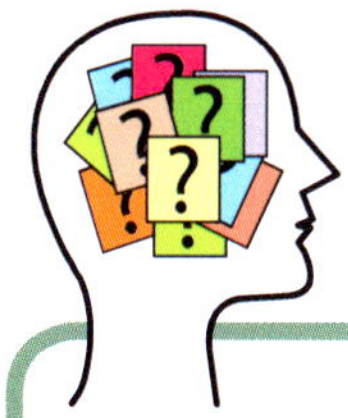

RECUERDA QUE

Cuando un tejido corporal se congela se produce una necrosis o muerte irreparable de ese tejido afectado.

Es importante recordar que las lesiones por frío más graves no cursan con dolor, ya que las terminaciones nerviosas han sido destruidas por el efecto de la congelación, al igual que sucede con las quemaduras.

Si nos encontramos con una persona en una situación de congelación tendremos que **actuar de la siguiente forma:**

- Aflojaremos la ropa para mejorar la circulación.
- Como en el caso de hipotermia no dar bebidas alcohólicas ya que favorecen la vasodilatación y no frotar ni masajear la zona afectada.

- Aplicaremos una fuente de calor como el agua caliente, cuidando de no provocar una quemadura por el calor; los calcetines y guantes los retiramos después de haberlos calentado con el agua ya que así retirarán de una forma más fácil.
- Podemos calentar orejas y nariz con nuestras manos.
- No romper las ampollas ni aplicar cremas o pomadas sobre ellas.
- Al retirar a la víctima hacia un lugar más caluroso, no permitas que camine apoyando el miembro afectado.

5.4. Lesiones provocadas por electricidad (Figura 19)

Cuando el organismo sufre el paso de la corriente eléctrica, bien sea de tipo doméstico o industrial, se denomina electrocución. Hay que tener en cuenta que la entrada de electricidad en el cuerpo humano provoca importantes daños, ya que este tipo de energía se convierte en calor por la resistencia que los tejidos corporales hacen a su paso, provocando graves quemaduras. Es importante comprender que, aunque la electricidad penetra por un sitio del organismo y sale por otro, provoca daños a lo largo de todo el recorrido. Aparentemente las lesiones que observamos no se corresponden con las reales ya que en el interior existen órganos que se han podido ver afectados.

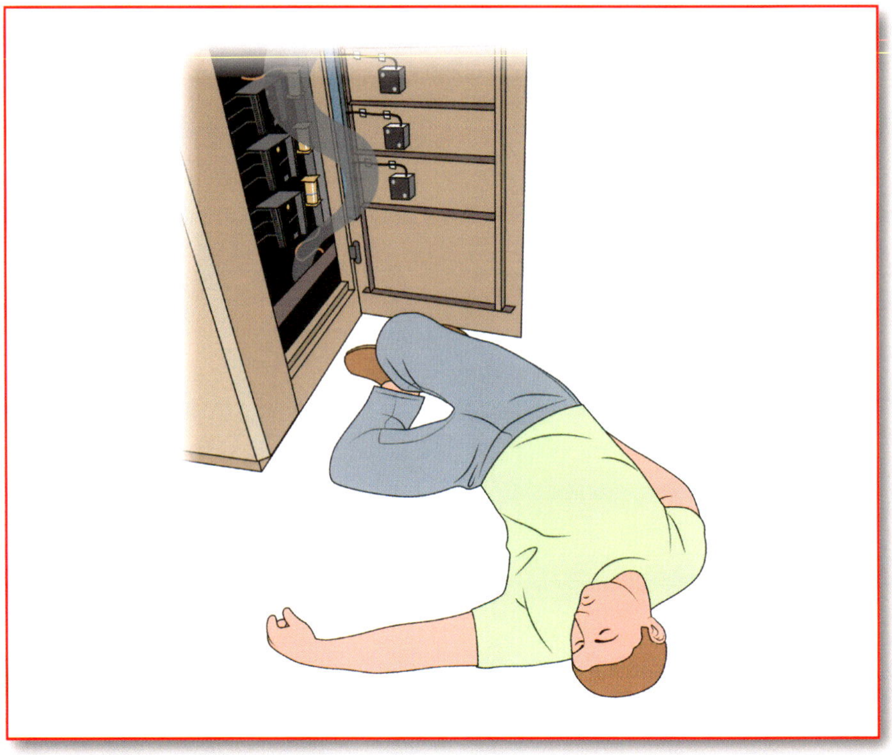

Figura 19. *Persona electrocutada.*

Los **factores** que influyen en la gravedad de las heridas provocadas por la electricidad son múltiples, entre ellos podemos encontrar:

- Lugar de entrada y salida de la corriente eléctrica.
- Tiempo de exposición, intensidad de la corriente y voltaje.
- Tipo de corriente. La corriente alterna, que es la de uso doméstico, provoca una contracción muscular que impide a la víctima soltarse de la fuente de energía. Si embargo, la corriente continua provoca un espasmo muscular que hace que la víctima sea proyectada, por lo que a las lesiones por efecto de la electricidad habrá que sumarle los traumatismos provocados al salir despedido.

Durante el abordaje de los primeros auxilios a las víctimas por accidentes eléctricos debemos desconectar siempre la fuente de energía antes de tocarlas, ya que podría estar aún recibiendo electricidad. Si se trata de una víctima por corriente continua hay mantener una distancia de seguridad ya que la corriente continua puede describir un arco voltaico y alcanzarnos sin necesidad de tocar la fuente.

Ante una víctima que ha sufrido un accidente por electrocución debemos:

- Comprobar las constantes vitales e iniciar la RCP si fuera necesario.
- Cubrir las lesiones de entrada y salida con un paño estéril.
- Prestar apoyo psicológico y mantenernos junto a la víctima hasta la llegada de los servicios de emergencias.

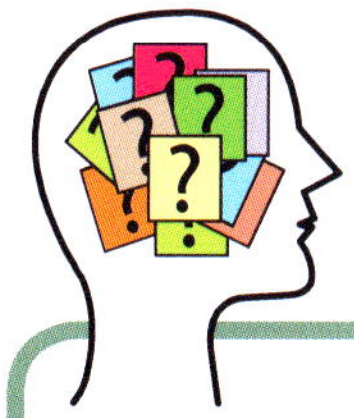

RECUERDA QUE

En accidentes por electrocución debemos extremar las precauciones a la hora de acercarnos a la víctima ya que la corriente eléctrica también puede pasar a nosotros.

5.5. Lesiones provocadas por quemaduras

Definimos quemadura a toda aquella **lesión corporal producida por agentes como el frío, calor, químicos, electricidad y radiaciones, que provoca una lesión o descomposición de los tejidos corporales.** La gravedad de las quemaduras se ve influenciada por diversos factores como la zona corporal afectada, extensión de la misma, duración de la exposición y la temperatura que provoca la quemadura.

A continuación veremos algunos consejos y cómo practicar los primeros auxilios ante lesiones por quemaduras:

- Intentar apagar el fuego haciendo rodar por el suelo a la víctima o utilizando una manta.
- Enfriar la zona quemada y la ropa con agua. Si la superficie corporal quemada es muy amplia hay que evitar con esto provocar una hipotermia.

http://www.youtube.com/watch?v=aEVnhm07uqw

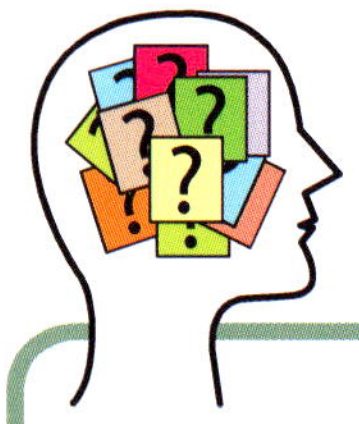

RECUERDA QUE

Las quemaduras según su gravedad se dividen en primer grado, segundo grado y tercer grado, siendo las de tercer grado las más graves.

- No quitar la ropa adherida a la piel, salvo que esté impregnada con productos tóxicos o líquidos calientes.
- Quitar anillos, correas, relojes, etc., antes de que la zona se inflame.
- Cubrir las quemaduras con apósitos estériles o con una toalla o sábana limpia.
- No se deben tocar las quemaduras ya que supone un grave peligro de infección.
- Presta apoyo psicológico a la víctima hasta la llegada de los servicios de emergencias.
- No aplicar hielo para enfriar la piel porque podríamos provocar quemaduras por frío.
- No pinchar las ampollas ni aplicar cremas de ningún tipo hasta que los servicios sanitarios inspeccionen las heridas.

La gravedad de las grandes quemaduras viene determinada por la gran pérdida de líquidos y electrolitos que de forma descontrolada se pierden; esto puede provocar, entre otras consecuencias, el fracaso multiorgánico (FMO). La otra gran consecuencia es la infección que acompaña a los grandes quemados.

En el caso de que la quemadura fuera muy extensa o fuera de segundo o tercer grado llamaremos siempre al servicio de urgencias y emergencias 112 y ellos nos recomendarán qué hacer en cada caso.

5.6. Lesiones producidas por radiaciones

La radiación se define como energía en movimiento, es la forma que esta adopta para desplazarse. A menudo asociamos la palabra radiación a efectos negativos sobre el organismo pero, por ejemplo, cuando tomamos el sol, recibimos una importante cantidad de radiaciones que con la conveniente protección no revisten daño alguno. Para una mejor comprensión sobre las radiaciones las clasificaremos en:

- **Ionizantes:** son aquellas radiaciones que son capaces de penetrar en el organismo, pueden tener un origen natural como las procedentes del sol, o pueden ser artificiales como las procedentes de una central nuclear, de los rayos X, armamento, etc.
- **No ionizantes:** las producidas por la telefonía móvil, microondas, antenas, etc.

Como cualquier fuente de energía cuando esta irradia el organismo provocará en él unos efectos que dependerán de: zona corporal expuesta, duración de exposición, intensidad de la fuente, etc.

Las personas que puedan sufrir una exposición accidental a radiaciones ionizantes, a dosis muy altas, deberán ser atendidas por personal debidamente entrenado para ello y con los equipos de protección adecuados. Si intentamos socorrer a personas que han sufrido lesiones por altas dosis de radiaciones podremos absorber nosotros también parte de esa radiación, que en la mayoría de los casos será letal (Figura 20).

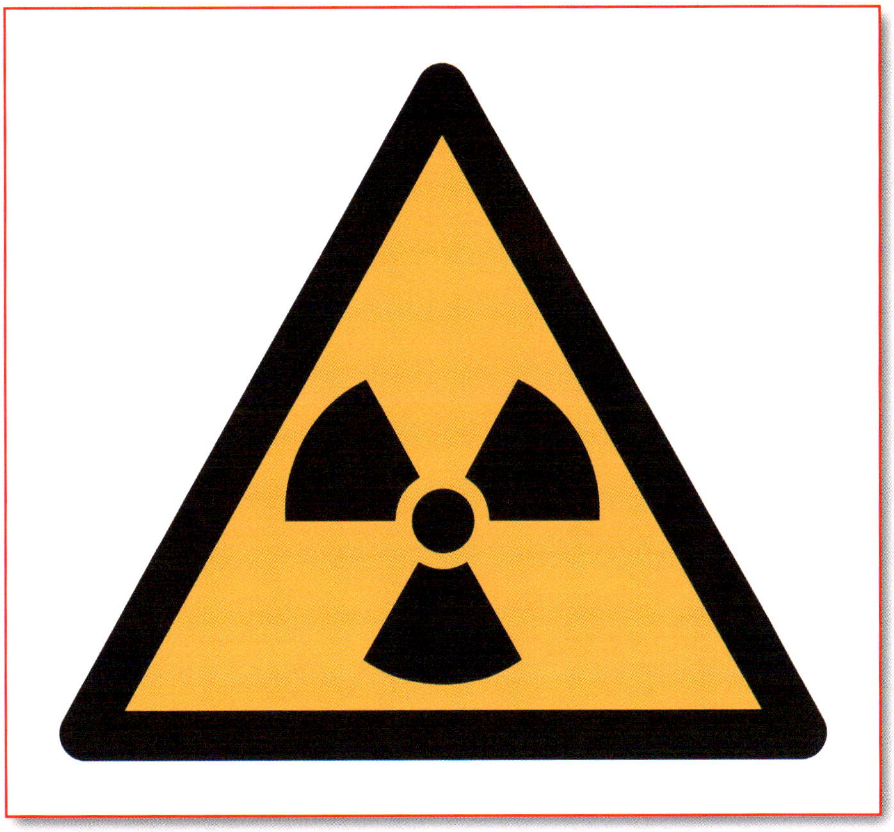

Figura 20. *Señal de peligro por radiación.*

6. ATENCIÓN INICIAL EN LESIONES POR AGENTES QUÍMICOS Y BIOLÓGICOS

Los accidentes producidos por agentes químicos y biológicos **son muy comunes** y en la mayoría de los casos, sobre todo en los de tipo químico, podrían evitarse. Este tipo de accidentes suele producirse en el medio que nos rodea, por lo que debemos hacer un esfuerzo para evitar que se produzcan y además saber cómo actuar ante ellos.

6.1. Lesiones por agentes químicos

El ingreso del agente químico en el organismo se puede producir de diversas maneras ya que los productos químicos suelen ser de naturaleza sólida, química o gaseosa. La gravedad de las lesiones variará según el medio por el que entren en nuestro cuerpo y del tipo de agente químico que se trate. A continuación vamos a repasar cuáles son los primeros auxilios que debemos practicar según sea la **vía de entrada del agente químico.**

6.1.1. *Actuación en intoxicación respiratoria*

Recuerda la importancia que en este caso tienen las medidas de autoprotección ya que si la víctima se ha intoxicado por vía respiratoria, lo habitual es que la sustancia tóxica aún esté en el ambiente, por lo tanto hay que evitar que el rescatador se convierta en la próxima víctima. La **sintomatología** de una intoxicación respiratoria por agentes químicos es muy variada; podemos encontrar:

- Tos y dificultad respiratoria.
- Ruidos respiratorios e inflamación de las vías respiratorias.
- Irritación de los ojos y la mucosa nasal.
- Náuseas y vómitos.
- Disminución del nivel de consciencia.
- Ronquidos, en el caso que el gas inhalado estuviese a altas temperaturas.

Nuestra **actuación** de primeros auxilios ante víctimas que han inhalado agentes químicos será la siguiente:

- Retiraremos a la víctima de la fuente de exposición siempre que no comprometamos nuestra propia seguridad ni la de terceros.
- Abrir la vía respiratoria a través de la maniobra frente-mentón.
- Si está inconsciente, no respira y no tiene pulso iniciaremos las maniobras de RCP.
- Si la víctima respira la colocaremos en PLS (posición lateral de seguridad).
- No encender el interruptor de la luz eléctrica, mecheros o cerillas por el riesgo de explosión.

- Si hueles el gas, sientes mareos, náuseas, etc. abandona el lugar inmediatamente.
- Permanecer junto a la víctima hasta la llegada de los servicios de emergencias.

http://www.youtube.com/watch?v=ZkG2kZnHYM0

6.1.2. *Actuación en intoxicación digestiva*

En el caso de las intoxicaciones que se producen por vía digestiva se realiza a través de dos agentes principalmente: las sustancias corrosivas y las irritantes.

Las **sustancias corrosivas** destruyen los tejidos del sistema respiratorio alto y del sistema digestivo; como ejemplo de sustancias corrosivas podemos citar la lejía, sosa cáustica o el salfumant. La sintomatología que presenta la ingestión de sustancias corrosivas va desde náuseas, vómitos que presentan restos del tejido destruido y sangre, a dolor intenso en abdomen, quemaduras de boca, garganta y esófago, disnea, etc. (Figura 21).

Las **sustancias irritantes** producen una irritación severa de estos mismos tejidos; como ejemplo de estas sustancias podríamos citar los alimentos en mal estado o los derivados del petróleo. En cuanto a los efectos que provoca la ingestión de sustancias irritantes nos encontramos: náuseas, vómitos, dolor abdominal menos intenso, diarrea, etc.

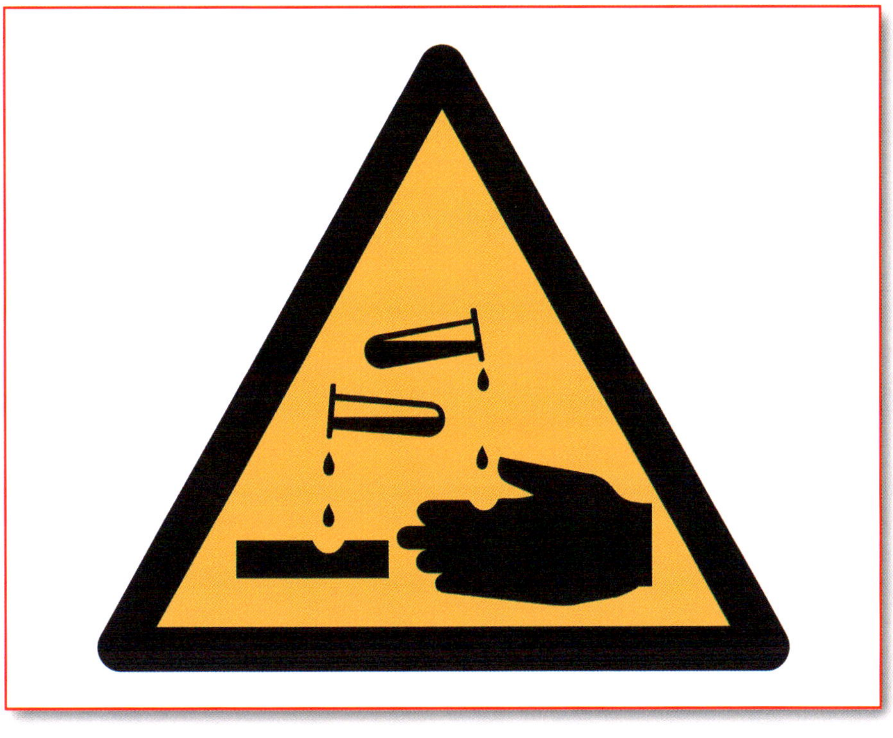

Figura 21. *Señal de peligro por corrosión.*

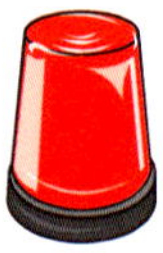

Los envases de productos químicos incluyen la descripción del producto y el número de teléfono del servicio nacional de toxicología, para llamar en caso de ingestión accidental.

Respecto a los primeros auxilios por intoxicaciones a través de vía digestiva hay que tener en cuenta que:

- Es muy importante conocer con qué tipo de agente se ha intoxicado, **si es un químico corrosivo no hay que hacer vomitar a la víctima,** ya que produciría nuevas lesiones.
- Si se trata de una **intoxicación por alimentos en mal estado** puedes provocar el vómito con el fin de evitar una mayor absorción, siempre que la víctima esté consciente.
- Si **la víctima** está **inconsciente** hay que colocarlo en **PLS** y **controlar** en todo momento sus **constantes vitales.**
- Es fundamental llamar al **Instituto Nacional de Toxicología** para que nos informen de cómo actuar en cada caso según el tóxico ingerido. El número del teléfono aparece siempre en los envases que contienen sustancias químicas.
- Hay que acompañar a la víctima hasta la llegada del equipo de emergencias.

6.1.3. *Actuación en intoxicación vía cutánea*

La intoxicación vía cutánea puede provocar **dos tipos de manifestaciones;** la primera **en forma de quemadura** más o menos grave, dependiendo del producto, de la zona corporal afectada y del tiempo de exposición al tóxico. La segunda lo hará de una **forma más sistémica** ya que será absorbido por la piel provocando manifestaciones más generalizadas como náuseas, vómitos, dolor de cabeza, etc.

En el caso de intoxicaciones por vía cutánea se deberá actuar de la siguiente manera:

- Lavar la piel con abundante agua, retirando anillos, pulseras y relojes que actúen como depósito de la sustancia.
- Las manifestaciones por productos corrosivos tienen el mismo tratamiento que las quemaduras.
- Extremar las precauciones para evitar contaminarse con el tóxico que ha producido la intoxicación en la víctima.
- Si el tóxico alcanza los ojos, lavar con abundante agua durante bastante tiempo.
- Esperar junto a la víctima a los servicios de emergencias.

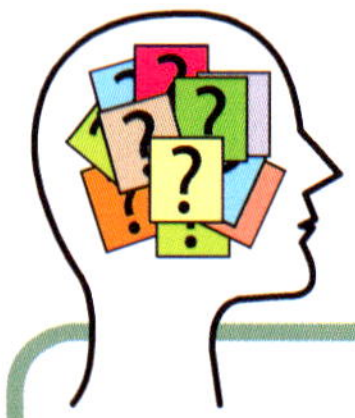

RECUERDA QUE

La piel, debido a su gran extensión, es capaz de absorber los tóxicos que pueda haber en el ambiente, especialmente los productos de fumigación. Por lo tanto hay que protegerse debidamente.

6.2. Agentes biológicos

Los agentes biológicos son organismos vivos que pueden penetrar en nuestro organismo por contagio de una persona enferma hacia nosotros, por ingesta de alimentos o líquidos que contienen material biológico o por mordeduras y picaduras de animales, insectos, etc.

Cuando utilizamos los términos **picadura o mordedura** a menudo son confundidos como la misma acción. Recordemos que la mordedura es una lesión causada por los dientes de un animal y, sin embargo, la picadura es una lesión que provoca una herida de carácter punzante mediante la cual es inoculado un tóxico.

En el caso de que nos encontremos ante una mordedura de serpiente, debemos, en primer lugar, intentar averiguar si se trata de una víbora o de una culebra, ya que los síntomas y el pronóstico serán diferentes en cada caso. Los efectos de una mordedura de culebra se limitan a reacciones locales poco graves, mientras que la mordedura de una víbora puede ocasionar reacciones orgánicas de tipo grave o muy grave. Pese a esto, en nuestro país, son pocas las personas que mueren por la mordedura de una víbora, pero tendrá un carácter más severo en niños y en ancianos debido a su "debilidad".

La **sintomatología** de la víctima de una **mordedura de víbora** se manifiesta de la siguiente forma:

- Dolor intenso en la zona mordida.
- Náuseas y vómitos.
- Escalofríos y vértigos.
- Si la víctima presenta una alta susceptibilidad al tóxico inoculado, comenzarán los síntomas de carácter generalizado como inconsciencia, ritmo cardiaco alterado, parálisis respiratoria, etc.

Estudiaremos ahora las **medidas** que comprenden los primeros auxilios en caso de este tipo de mordeduras:

- Tranquiliza a la víctima y acuéstala en decúbito supino, con esto se ralentiza el ritmo cardiaco y por tanto se disminuirá la propagación del tóxico.
- Avisa al 112 para informar de la situación.
- No hagas caminar a la víctima ya que aumentarás la frecuencia cardiaca y por tanto la diseminación del tóxico.
- Lava la zona de la mordedura con agua, quita anillos, relojes, pulseras, etc. y cubre la zona con un paño limpio.

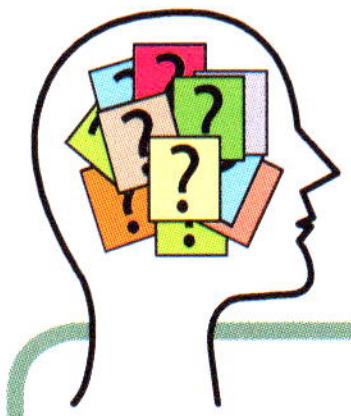

RECUERDA QUE

La víbora tiene los dientes en la parte delantera de la boca, cabeza triangular, ojos en elipse y su cola acaba de forma brusca. La culebra tiene la cabeza y los ojos redondos y su cola acaba de forma progresiva.

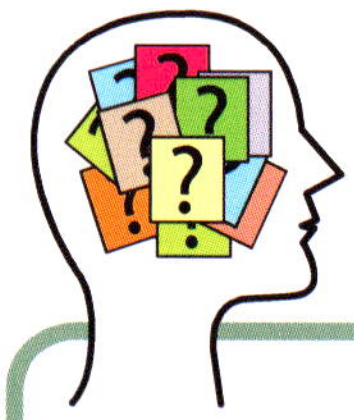

RECUERDA QUE

Una picadura de un insecto en el interior de la boca o en la garganta pueden producir asfixia debido a la inflamación.

- No apliques hielo, puedes provocar otras lesiones.
- No está indicado el torniquete en esta situación.

Las picaduras de pequeños insectos como **abejas** o **avispas** suelen presentar una sintomatología común como el dolor en la zona de la picadura, inflamación y rojez de la piel, escozor, etc. (Figura 22). Si la víctima no es alérgica a este tipo de insectos bastará con retirar el aguijón con unas pinzas, lavar la zona con abundante agua y jabón y colocar un apósito. **En el caso de que la persona que haya sufrido la picadura de varios insectos sea alérgica y presente síntomas como la disnea o mareos será conveniente que sea asistida por los servicios médicos de urgencia,** ya sea a nivel ambulatorio u hospitalario. Recordemos que si la persona es alérgica a los insectos puede sufrir un edema de glotis y consecuentemente llevarle a la asfixia.

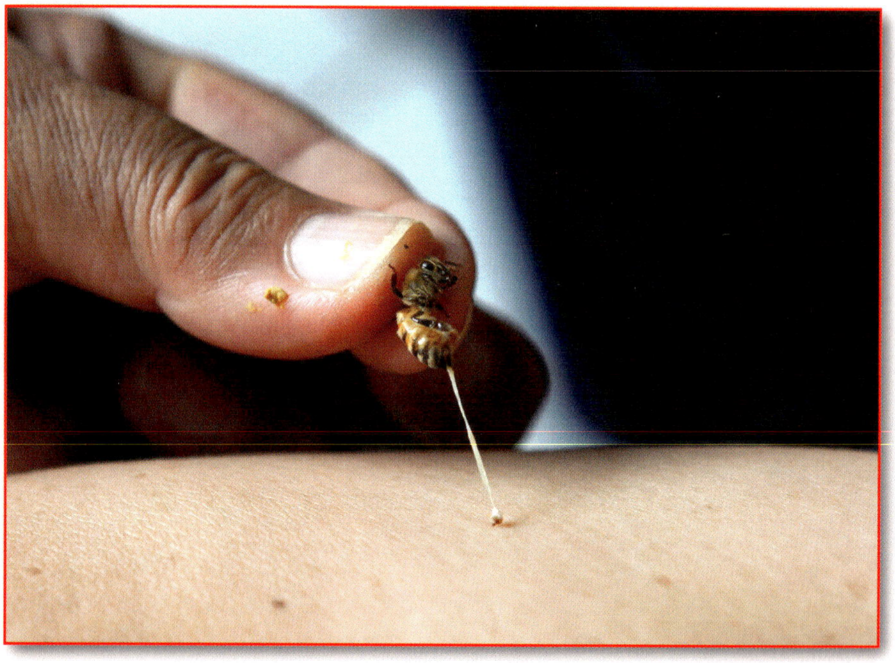

Figura 22. *Picadura de abeja.*

En el caso de picaduras de otro tipo de insectos como **escorpiones** o **arañas,** según la susceptibilidad de la víctima, pueden aparecer una serie de síntomas como dolor intenso en la zona afectada, calambres, convulsiones, etc. En estos casos deberemos acudir siempre a un servicio de urgencias ambulatorio u hospitalario.

Las picaduras de **medusas** es algo muy habitual en nuestras costas causando una sintomatología de picor y escozor en la zona afectada, inflamación, enrojecimiento, etc. (Figura 23). Los primeros auxilios que debemos aplicarle a una persona que ha sufrido una picadura de medusa son:

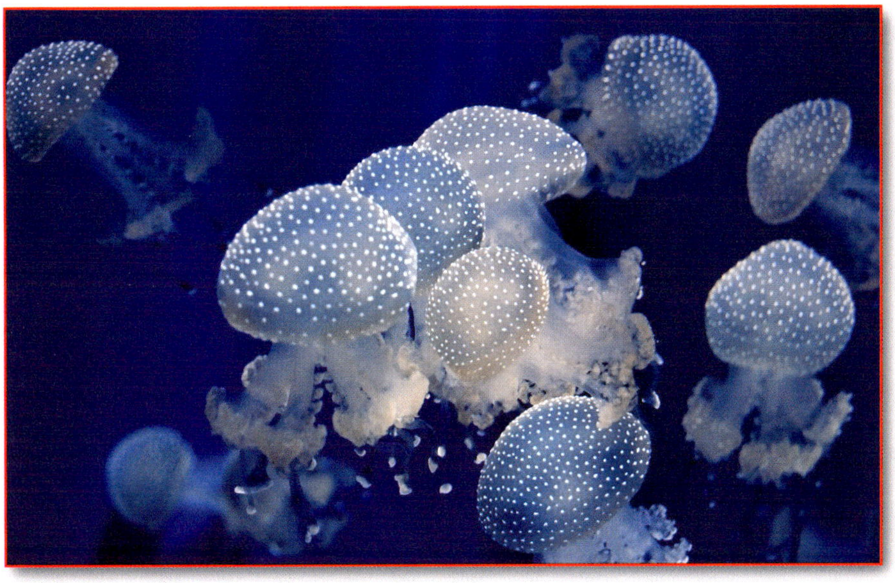

Figura 23. *Medusas.*

- Lavar la zona afectada con agua de mar. Nunca con agua dulce ya que esto provocaría un mayor efecto de las células urticantes.
- No frotar con toallas o paños la zona afectada, ya que causará un mayor daño.
- Aplicar frío en la zona afectada, pero nunca hielo directamente sobre la piel.
- Si el dolor es muy intenso o la inflamación no cesa será necesario acudir a un servicio de urgencias ambulatorias.

En caso de duda ante cualquier tipo de intoxicación se puede hacer una consulta médica a través del 112.

6.3. Otros tipos de intoxicaciones

Intoxicación por inyección de drogas

Las intoxicaciones que tienen como vía de acceso la entrada parenteral, es decir, aquellas que se inyectan directamente en la sangre, son de un manejo muy difícil desde el punto de vista de los primeros auxilios. El tóxico, al encontrase directamente en la sangre, causa un efecto inmediato. Mientras se espera a los servicios de urgencias hay que intentar **colocar a la víctima en PLS y controlar sus constantes vitales.** En estos casos hay que extremar las precauciones y las

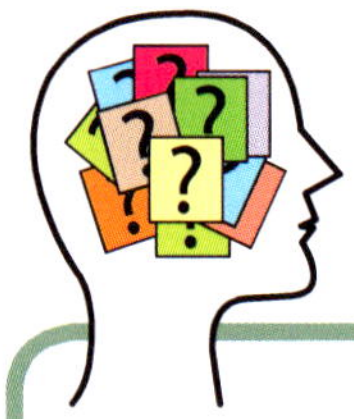

RECUERDA QUE

Cualquier tipo de sobredosis por drogas puede provocar infartos, paradas cardiorrespiratorias, alteraciones crónicas del sistema nervioso y en algunos casos la muerte.

medidas de protección personal, debido a que nos podemos pinchar con la aguja de la jeringuilla que aún estará en el lugar. Hay que evitar siempre el contacto directo con la sangre de la persona toxicómana por riesgo a contagios.

Intoxicación por drogas estimulantes

El abordaje de individuos que han consumido sustancias tóxicas que estimulan el sistema nervioso central, como la cocaína o las anfetaminas, se realiza bajo un punto de vista psicológico. La sintomatología de las personas que están intoxicadas por drogas estimulantes son: nerviosismo, frecuencia cardiaca elevada, pupilas dilatadas, sudoración excesiva, etc. En estos casos habrá que **tratar a la persona con voz baja y suave, retirándolos a un lugar tranquilo** y esperar junto a la víctima a los servicios de emergencias. Es preciso recordar que la sobredosis por drogas estimulantes puede causar arritmias cardiacas, infartos cerebrales y cardiacos, e incluso la muerte.

Intoxicación por drogas depresoras

Las intoxicaciones por drogas depresoras del sistema nervioso central, como la heroína, morfina, tranquilizantes, cannabis, etc., presentan una sintomatología común: tensión arterial baja, respiración lenta (bradipnea), color violáceo de piel, lentitud de reflejos y movimientos, pupilas totalmente contraídas (miosis), etc. En estos casos será necesario **controlar** las funciones vitales, sobre todo la **frecuencia respiratoria,** ya que las sobredosis en el consumo de drogas depresoras suelen ir acompañadas de paradas respiratorias. En el caso de que la víctima presentara unos síntomas de urgencia será necesario avisar a los servicios de urgencias y emergencias ya que la víctima podría entrar en parada cardiorrespiratoria. Si esto se produjera sería necesario comenzar las maniobras de RCP de inmediato.

Intoxicación por drogas alucinógenas

Si la víctima ha consumido sustancias alucinógenas como tripis, MDMA, polvo de ángel, setas y hongos, etc., presentará unos síntomas de confusión y depresión, alucinaciones y, en definitiva, una percepción sobre la realidad totalmente distorsionada. Por esta razón la principal misión del socorrista es evitar posibles daños en la víctima como consecuencia de "su realidad". Además debemos acercarnos con tranquilidad a la víctima, hablarle de forma pausada, **alejarlo de estímulos visuales y auditivos** principalmente y aguardar a los servicios de emergencia junto a la víctima.

Intoxicación etílica

La sintomatología de las personas que han hecho un consumo excesivo de alcohol es conocida por la mayor parte de las personas, pese a eso vamos a recordar algunos de los síntomas comunes de las personas en estado de embriaguez, como son: estado de euforia, mareos, vómitos, dificultad para hablar y para andar, alteración del nivel de consciencia, etc. Una intoxicación etílica de tipo grave puede tener unas consecuencias fatales para la víctima, sobre todo debido al deterioro del nivel de consciencia y a la broncoaspiración, es decir, la aspiración de vómitos en el interior de los pulmones, lo cual es una consecuencia muy grave.

Si estamos ante un caso de intoxicación etílica de tipo grave deberemos **colocar a la víctima siempre en PLS** mientras **vigilamos sus constantes vitales, abrigaremos** a la víctima **y esperaremos junto a ella** a que acudan al lugar los servicios sanitarios de urgencias.

7. ATENCIÓN INICIAL EN PATOLOGÍA ORGÁNICA DE URGENCIA

La atención de primeros auxilios que podemos prestar a personas que sufren una patología orgánica de urgencias se divide en dos situaciones. La primera será la atención a una persona ya diagnosticada de una enfermedad, la cual está ya recibiendo un tratamiento pero que sufre una reagudización o empeoramiento de sus síntomas. La segunda situación sería una persona que sufre o está sufriendo por primera vez una patología de tipo orgánico. A continuación vamos a describir qué podemos hacer en cada caso clasificando estas afectaciones por sistemas.

http://www.youtube.com/watch?v=dgUkbxryk1g

7.1. Patología orgánica respiratoria de urgencias

En una víctima que presenta dificultad respiratoria (disnea), debes valorar su capacidad respiratoria midiendo parámetros como la frecuencia respiratoria o, lo que es lo mismo, el número de veces que respira por minuto. Recordemos que en el Capítulo 1 ya vimos cuál era la frecuencia respiratoria normal por grupos de edades. Además de **controlar la frecuencia respiratoria** observaremos si la respiración es superficial o profunda. En cualquier caso si nos encontramos ante una persona que presenta dificultad respiratoria debemos:

- Avisar al 112.
- Asegurarse de que la vía respiratoria esté libre y que nada la obstruya.

La mejor postura para personas con dificultad respiratoria es situarla sentada o en su defecto semiacostada.

http://www.youtube.com/watch?v=w2p6W4jAKRY

- Colocar a la víctima sentada, ya que esta postura favorece la respiración.
- Si la persona sufre alguna enfermedad respiratoria, como el asma, será necesario que se aplique su medicación, que suelen ser broncodilatadores que se administran por nebulización.
- Intenta calmar a la persona ya que si consigue tranquilizarse podrá respirar mucho mejor, recuerda que la situación que nuestra víctima percibe es una sensación de ahogo.
- Permanece junto a la víctima hasta la llegada de los servicios de emergencias.

7.2. Patología orgánica cardiovascular de urgencias

Entre las patologías cardiovasculares que con más frecuencia se pueden producir nos encontramos por ejemplo con las **crisis hipertensivas.** Debido a que cada vez es más frecuente el uso doméstico de tensiómetros automáticos, nos podremos encontrar casos de hipertensión severa, para lo cual será preciso el traslado de la persona a un servicio de urgencias ambulatorias u hospitalarias para su tratamiento y vigilancia.

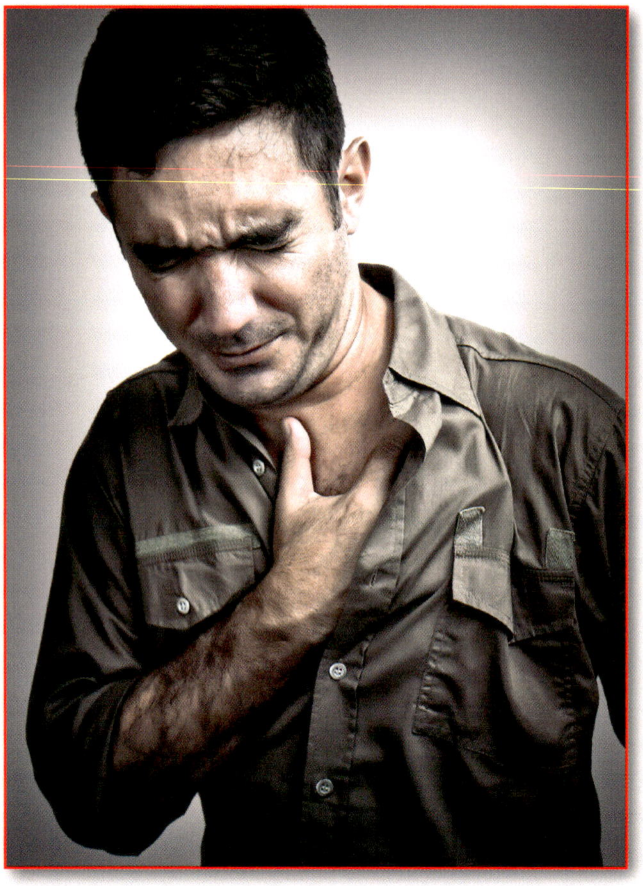

Figura 24. *Dolor precordial.*

Otras de las patologías orgánicas de urgencias de tipo cardiovascular que se producen con más frecuencia son el ángor o angina de pecho y el infarto agudo de miocardio (IAM). Ambas se caracterizan por el **dolor precordial,** es decir, dolor en el pecho y especialmente en el lado izquierdo (Figura 24).

El **ángor o angina de pecho** se produce generalmente durante un esfuerzo físico, sobre todo en personas mayores. Su sintomatología es similar a la del infarto aunque algo más leve; se caracteriza sobre todo por la sensación de ahogo y dolor torácico, aunque los síntomas desaparecen cuando la víctima se encuentra en reposo.

El **infarto agudo de miocardio** se puede producir durante un esfuerzo físico o en completo estado de reposo; afecta a todas las edades. La sensación de dolor torácico y ahogo se manifiesta aun estando la persona en reposo.

Ante cualquier situación en la que una persona describa un dolor precordial o dolor en el pecho y sintomatología típica de un accidente cardiovascular será necesario hacer lo siguiente:

- Avisar al 112 describiendo la situación en la que nos encontramos.
- Desabrochar cualquier prenda de ropa que lleve la víctima para favorecer la circulación sanguínea.
- Acostar al paciente en total reposo, con la cabeza hacia un lado por si pudiera vomitar.
- Si vomita será necesario colocarlo en PLS y hacer una evaluación continua de sus constantes vitales.
- No administrarle ningún tipo de fármacos a no ser que nos lo indiquen expresamente a través del 112.
- Acompañar a la víctima hasta la llegada de los servicios sanitarios de urgencia.
- Si entrara en parada cardiorrespiratoria se deben comenzar de inmediato las maniobras de RCP.

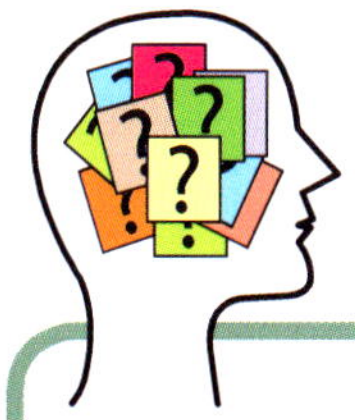

RECUERDA QUE

Las personas diabéticas cuando sufren un infarto puede que no sientan el dolor en la zona del pecho sino en el estómago o el abdomen.

7.3. Patología orgánica neurológica de urgencias

El **accidente cerebrovascular (ACV),** también conocido como ictus, es una de las patologías neurológicas que con más frecuencia nos podemos encontrar. Un ACV es la interrupción del riego sanguíneo en una parte del cerebro, ya sea por la rotura de un vaso sanguíneo o por el taponamiento del mismo. Los síntomas sugestivos de un ACV son: dolor de cabeza muy intenso y repentino, parálisis facial, dificultad para andar o coordinar movimientos, debilidad generalizada, dificultad para hablar y mareos, entre otros síntomas.

Si nos encontramos ante una persona que presenta estos síntomas deberemos actuar de la siguiente forma:

- Avisar al 112 describiendo la situación en la que nos encontramos.
- Desabrochar cualquier prenda de ropa que lleve la víctima para favorecer la circulación sanguínea.
- Situar a la víctima en posición de semi-sentado o reclinado hacia atrás, pero siempre con la cabeza bastante más elevada que el resto del cuerpo.

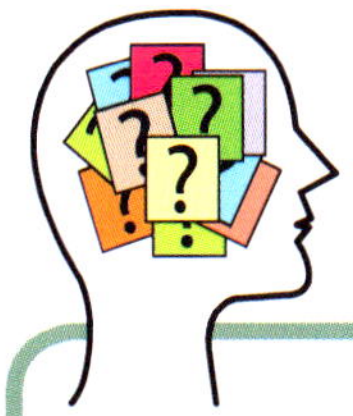

RECUERDA QUE

Un ACV puede estar motivado por la diabetes, por la hipertensión, colesterol alto, etc. Son susceptibles de padecerlo cualquier grupo de edad, desde jóvenes hasta ancianos.

- Si vomita será necesario colocarlo en PLS y hacer una evaluación continua de sus constantes vitales.
- No administrarle ningún tipo de fármacos a no ser que nos lo indiquen expresamente a través del 112.
- Acompañar a la víctima hasta la llegada de los servicios sanitarios de urgencia.
- Si entrara en parada cardiorrespiratoria se deben comenzar de inmediato las maniobras de RCP.

Otro de los accidentes neurológicos de urgencia que nos podemos encontrar son las **crisis epilépticas** (Figura 25). Ante un caso de convulsiones o crisis epilépticas deberemos actuar de la siguiente forma:

- Conservar la calma e impedir que la gente se agolpe alrededor de la víctima.
- Retirar de su entorno cualquier objeto o mueble con el que pudiera golpearse.
- Colocar, siempre que sea posible, una almohada o prenda de ropa bajo su cabeza para evitar que pueda golpearse.
- No introducir ningún elemento en la boca para evitar que pueda morderse.
- No reprimir las contracciones musculares que presente durante la crisis.
- Siempre que sea posible colocaremos al afectado de lado y con la cabeza hacia abajo para favorecer la expulsión de saliva o de mucosidad.

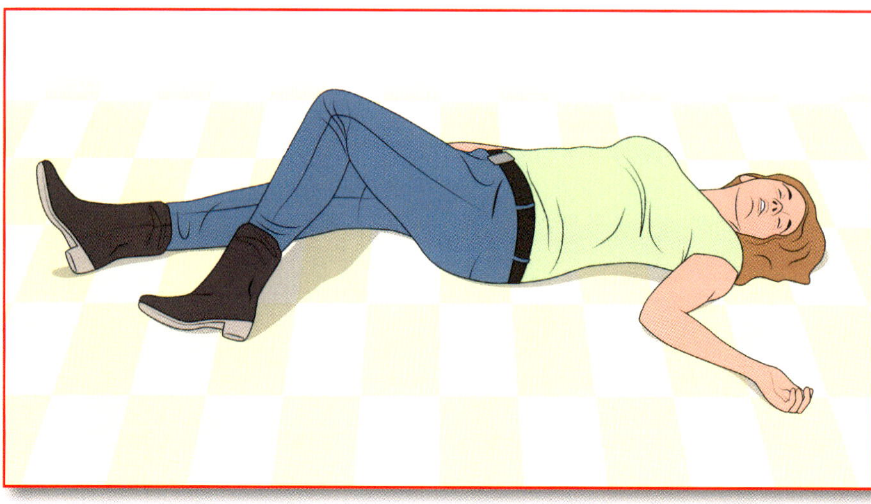

Figura 25. *Persona inconsciente por crisis epiléptica.*

- Vigilar y acompañar al enfermo contando el tiempo que dura la crisis.
- No dar de beber agua ni administrar medicamentos de ningún tipo.
- Permitir que tras el periodo convulsivo se recupere tranquilamente.

Si la persona está diagnosticada de epilepsia no será necesario llamar o alertar a los servicios sanitarios de urgencia. Solo será necesario alertar y avisar a través del 112 en los siguientes casos:

- Si la víctima es la primera vez que sufre este tipo de ataques o convulsiones.
- Si la crisis convulsiva o epiléptica dura más de 4 minutos.
- Si tras terminar una crisis comienza seguidamente otra.
- Si a consecuencia de la crisis se han producido heridas o golpes importantes.
- Si tras la crisis convulsiva no recupera las constantes vitales.

Otro de los casos que nos podemos encontrar será el **síncope.** El síncope, también conocido como desmayo o lipotimia, tiene su origen directo en una falta temporal de oxígeno en el cerebro que puede estar provocada por el excesivo calor en el ambiente o por los siguientes motivos:

- Ejercicios físicos muy intensos.
- Estados nerviosos, crisis de ansiedad o emociones fuertes.
- Ambientes calurosos, espacios cerrados y poco ventilados.
- Agotamiento, falta de alimento o fatiga corporal.
- Tensión arterial baja.

Los signos y síntomas de un síncope son los siguientes:

- Piel pálida, fría y sudorosa.
- Debilidad generalizada del cuerpo hasta llegar a desvanecerse o caer al suelo.
- Visión borrosa y zumbido en los oídos.

En el caso de presenciar un síncope deberemos de actuar de la siguiente manera:

- Acostar a la persona y elevarle las piernas para que el riego sanguíneo se concentre en su cabeza.

Si la víctima es la primera vez que sufre un ataque epiléptico deberá ser trasladada a un centro hospitalario de manera urgente.

http://www.youtube.com/watch?v=Blyd0yznUB0

Si una persona diabética es la que sufre un síncope o un desmayo, lo más probable es que se deba a una hipoglucemia, por lo que deberemos avisar de manera urgente a los servicios sanitarios de urgencia.

- Si no es posible acostarla, ponerla sentada con la cabeza entre las piernas.
- Evitar aglomeraciones de gente alrededor ya que impiden el flujo de aire.
- Aflojar la ropa de la persona, sobre todo de cuello y cintura.
- Cuando la persona se reponga tranquilizarla y calmarla.
- No dar nada de beber hasta que no recupere de nuevo la consciencia ya que se podría atragantar.

Mientras que la persona se encuentra en esta situación debemos comprobar que tiene pulso y que respira, poniendo la mano sobre su pecho. Si la persona no recuperara en poco tiempo la consciencia será necesario avisar a los servicios sanitarios a través del 112. Si confirmamos o sospechamos que la persona es diabética, el síncope puede estar originado por una hipoglucemia y por lo tanto sí debemos llamar inmediatamente al 112, ya que la persona puede sufrir graves daños si no se revierte pronto esta situación.

8. ACTUACIÓN LIMITADA AL MARCO DE SUS COMPETENCIAS

Los primeros auxilios son todas aquellas medidas o actuaciones que realiza el auxiliador, en el mismo lugar donde ha ocurrido el accidente y con material improvisado o medios de fortuna. Los primeros auxilios no son tratamientos médicos, son acciones de emergencia para reducir los efectos de las lesiones y estabilizar la situación de la persona accidentada. De los primeros auxilios va a depender en gran medida el estado general y la evolución del herido.

Una persona que presta unos primeros auxilios no tiene por qué ser un especialista médico en urgencias y emergencias, es simplemente una persona que tiene la obligación de asistir a otra a través de los conocimientos que previamente haya aprendido. Es posible que si alguna vez presenciamos un accidente con graves consecuencias nos bloqueemos y no sepamos muy bien qué hacer; para evitar esto hay que **mantener siempre la calma y actuar siempre con sentido común.** Si durante nuestra actuación como auxiliadores nos surgen dudas sobre qué es lo que se debe o no hacer siempre podremos consultar con los servicios de emergencias a través del teléfono 112. En este servicio nos orientarán y darán indicaciones de qué es lo más conveniente hacer según la situación que les describamos.

La mejor manera para no olvidar los conocimientos en primeros auxilios es repasarlos periódicamente y por supuesto asistir a cursos presenciales de formación, ya que estar bien preparado para poder afrontar una situación de urgencia es algo que no tiene precio. Estar formado, entrenado y preparado en primeros auxilios será la mejor manera de poder auxiliar a otras personas sin nervios y sabiendo, en todo momento, qué es lo que debemos hacer.

Pese a todo esto es posible que a veces nos enfrentemos a situaciones que nos superan por muy preparados que estemos en materia de primeros auxilios, como grandes accidentes o hechos muy traumáticos. Ante estos casos por poco que hagamos o podamos hacer siempre será mucho para las personas que se encuentran en una situación de dolor o de sufrimiento.

RESUMEN

En este capítulo hemos aprendido:

- ✓ Las maniobras de desobstrucción de la vía aérea tanto en adultos como en niños.
- ✓ Las maniobras de RCP básica en adultos como en niños y lactantes.
- ✓ Cómo se puede hacer uso de un DESA y su combinación con la RCP.
- ✓ Cómo llevar a cabo la valoración de un accidentado.
- ✓ La atención que se debe prestar a un lesionado por agentes físicos, ya sean traumatismos o lesiones producidas por el frío o el calor.
- ✓ Qué se debe hacer ante personas que han sufrido una intoxicación por agentes químicos y biológicos, así como por drogas.
- ✓ Cuál es el tipo de atención que requieren las personas que presentan algún tipo de patología orgánica de urgencia, ya sea respiratoria, circulatoria o neurológica.
- ✓ Cómo debe actuar un socorrista frente al marco de sus competencias.

GLOSARIO

Antisépticos: sustancias que ayudan a prevenir infecciones microbianas en caso de heridas.

Apéndice xifoides: extremo inferior del esternón.

Desfibrilar: acción de emitir descargas eléctricas para restablecer el ritmo cardiaco normal.

Disnea: dificultad respiratoria.

Electrolitos: minerales que se encuentran en la sangre y otros líquidos corporales que contienen una carga eléctrica.

Fibrilación ventricular: contracción o temblor incontrolable del músculo cardiaco en la zona de los ventrículos, que conlleva un deficiente bombeo sanguíneo.

Fracaso multiorgánico: cuadro clínico que se caracteriza por el deterioro de diversos sistemas del organismo humano.

Futilidad médica: si un paciente continúa con un tratamiento médico no obtendría ningún resultado útil.

Hipoglucemia: nivel de glucosa en sangre inferior al normal.

Hipoxia: déficit de oxígeno en sangre, células y tejidos de un organismo.

Infarto cerebral: daño en los tejidos cerebrales debido a la interrupción del riego sanguíneo en una parte del mismo.

Nebulización: transformar un líquido en partículas muy finas para que se puedan vaporizar.

Ritmo sinusal: latido normal del corazón.

Sales minerales: nutrientes no orgánicos indispensables para el correcto funcionamiento del cuerpo humano.

Secuelas: trastorno o lesión que queda tras la curación de una enfermedad o traumatismo.

Síndrome de inmersión: ahogamiento provocado por la inmersión en un medio acuático.

Sutura: costura con la que se cosen ambos los lados de una herida.

Tétanos: enfermedad de carácter muy grave producida por un bacilo que penetra en el cuerpo a través de las heridas y quemaduras, y que ataca al sistema nervioso.

Urticante: sustancia que debido a su contacto con la piel produce urticaria o sensación de picazón.

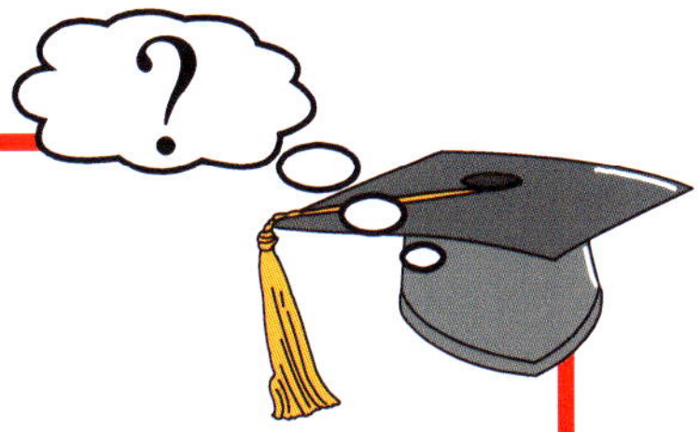

EJERCICIOS

E1. Indica si las siguientes afirmaciones son verdaderas o falsas:

- Algunos de los síntomas de intoxicación respiratoria son tos, irritación de los ojos y de la mucosa nasal, náuseas y vómitos.
- Si un producto químico es corrosivo hay que hacer vomitar a la víctima para que pueda eliminar el tóxico.
- La sintomatología típica de un IAM o accidente coronario se manifiesta mediante opresión en el pecho acompañada de dolor o quemazón; es un dolor de tipo opresivo como si tuviera un peso sobre el tórax, recorre espalda, cuello y brazo izquierdo.
- La desfibrilación es la única medida que permite revertir una situación de parada cardiaca cuando se debe a una fibrilación ventricular.
- La sintomatología de las personas que están intoxicadas por drogas depresoras son: nerviosismo, frecuencia cardiaca elevada, pupilas dilatadas, sudoración excesiva, etc.
- La congelación afecta sobre todo a pequeños vasos sanguíneos como los que se encuentran en la nariz, orejas y en los dedos de los pies y manos.
- La relación entre compresiones y ventilaciones en la RCP de adultos será de 15 compresiones y 2 ventilaciones (15:2).
- El síncope también conocido como desmayo o lipotimia, tiene su origen directo en una falta temporal de oxígeno en el cerebro, que puede estar provocada por el excesivo calor en el ambiente.
- El ritmo de las compresiones en el masaje cardiaco debe ser siempre superior a 80 compresiones por minuto.
- Los calambres surgen como consecuencia de la pérdida de sales minerales, como el sodio, cuando el individuo bebe agua pero no repone las sales que se pierden con el sudor.
- La maniobra de Heimlich es una técnica que mediante la compresión en el abdomen pretende la expulsión del objeto que causa la obstrucción.
- Las maniobras de RCP solo se comenzarán tras asegurarnos fielmente de que la víctima está inconsciente y no respira.
- En el caso de lactantes las compresiones de la RCP se realizarán con dos dedos sobre el centro del pecho. Las insuflaciones o ventilaciones se realizarán con una fuerza muy leve.
- Tras analizar el ritmo cardiaco con el DESA pueden suceder dos situaciones: la primera es que el paciente no presente un ritmo desfibrilable, entonces debemos iniciar maniobras de RCP; la segunda es que la víctima esté en fibrilación ventricular y por tanto sea susceptible de aplicar una descarga.

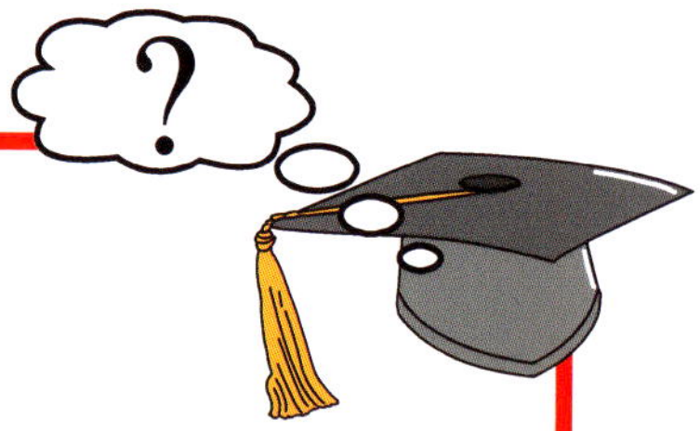

- Si existe un cuerpo extraño clavado en la piel lo retiraremos para poder cubrir la herida con apósitos.

E2. Practica lo que has aprendido con ayuda de tus compañeros.

Pide a uno de tus compañeros que se tumbe en el suelo sobre una manta. A continuación haremos una simulación de las diferentes situaciones que se pueden presentar según el algoritmo de RCP básica que aparece en el apartado 2.4 de este capítulo. En base a este algoritmo practica sobre tu compañero lo que debes hacer en las siguientes situaciones:

- Conducta PAS.
- Evaluación o valoración primaria.
- Si tras la apertura de la vía aérea la víctima respira.
- Si tras la apertura de la vía aérea no responde.
- Si tras las primeras maniobras de RCP responde.
- Si no responde, no tiene pulso y no respira.

Para completar este ejercicio será conveniente practicar las maniobras de RCP para comprobar la correcta posición de los brazos. También podrás dar el relevo a otros compañeros durante las maniobras de RCP básica, evitando perder tiempo al hacer el cambio de reanimador. Durante esta práctica nunca se deberá hacer fuerza sobre el pecho de nuestro compañero, solo nos apoyaremos pero sin dejar caer sobre él nuestro peso, ya que podríamos causarle daños o lesiones.

E3. Practica lo que has aprendido con ayuda de tus compañeros.

Con ayuda de un muñeco, que simule ser un bebé, deberéis practicar las maniobras de desobstrucción de la vía aérea en niños y lactantes, así como las maniobras propias de RCP básica en el caso de niños pequeños y lactantes.

E4. Existe una regla o técnica para calcular la superficie corporal quemada conocida como regla de los nueve o de Wallace. Investiga a través de internet en qué consiste esta técnica y cómo se distribuyen los porcentajes según las áreas del cuerpo.

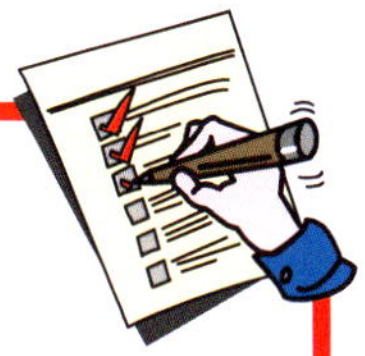

EVALÚATE TÚ MISMO

1. ¿Qué tipo de alteración producida por el calor crea un incremento de la temperatura corporal central por encima de 40 °C y alteraciones del sistema nervioso central?:

- ❑ a) Calambres.
- ❑ b) Agotamiento por calor.
- ❑ c) Golpe de calor.
- ❑ d) Síncope.

2. Indica cuál de los siguientes no es un elemento de la cadena de supervivencia:

- ❑ a) Sedación y relajación por vía intravenosa.
- ❑ b) Desfibrilación temprana.
- ❑ c) RCP precoz.
- ❑ d) Soporte vital avanzado precoz.

3. Indica cuál de las siguientes afirmaciones sobre el uso del torniquete es falsa:

- ❑ a) Emplearemos para realizar el torniquete algún elemento que podamos dar varias vueltas sobre sí mismo, de al menos 5 cm de ancho, como un pañuelo, una bufanda, una camiseta o un cinturón.
- ❑ b) Retiraremos el torniquete una vez que hayan llegado al lugar los servicios de urgencias sanitarias.
- ❑ c) El torniquete solo será efectivo si se coloca en lugares donde solo haya un hueso. En los brazos se colocará en el húmero y en las piernas en el fémur, siempre por encima de la zona afectada.
- ❑ d) El torniquete se colocará empleando firmeza para anudarlo, pero tampoco sin excederse.

4. ¿Qué debemos hacer ante una intoxicación por vía digestiva?:

- ❑ a) Si se trata de una intoxicación por alimentos en mal estado puedes provocar el vómito con el fin de evitar una mayor absorción, siempre que la víctima esté consciente.
- ❑ b) Si la víctima está inconsciente hay que colocarlo en PLS y controlar en todo momento sus constantes vitales.
- ❑ c) Es muy importante conocer con qué tipo de agente se ha intoxicado; si es un químico corrosivo no hay que hacer vomitar a la víctima, ya que produciría nuevas lesiones.
- ❑ d) Todas son correctas.

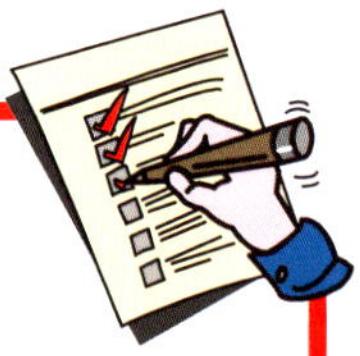

5. ¿Cuál de las siguientes afirmaciones sobre las lesiones producidas por la electricidad es falsa?:

- ❑ a) La electricidad provoca graves quemaduras internas debido a la resistencia que hacen los tejidos ante el paso de la corriente eléctrica.
- ❑ b) Ante una víctima que ha sufrido un accidente por electrocución debemos comprobar las constantes vitales e iniciar la RCP si fuera necesario.
- ❑ c) La gravedad de las lesiones producidas dependerá del tiempo de exposición, intensidad de la corriente y voltaje.
- ❑ d) En primer lugar debemos apartar al accidentado del lugar donde se ha producido la descarga y luego cortar el suministro eléctrico.

6. Indica cuál de las siguientes afirmaciones sobre el DESA es falsa:

- ❑ a) El caso más común de arritmia es la fibrilación auricular (FA).
- ❑ b) Las palas o electrodos de un DESA cumplen dos funciones: la de monitorizar la actividad eléctrica del corazón de la víctima y análisis del ritmo cardiaco; y la otra función se completa con la descarga de energía eléctrica a través de ellos.
- ❑ c) El DESA solo lo podremos usar en el caso de que hayamos superado un curso de formación a través de nuestra comunidad autónoma.
- ❑ d) La utilización de un DESA es simultánea a las maniobras de RCP.

7. ¿Qué tipo de RCP llevaremos a cabo como primeros intervinientes o testigos de una parada cardiorrespiratoria?:

- ❑ a) RCP instrumentalizada.
- ❑ b) RCP avanzada.
- ❑ c) RCP básica.
- ❑ d) RCP intermedia.

8. Señala cuál de las siguientes afirmaciones sobre el masaje cardiaco es falsa:

- ❑ a) Se realizará colocando a la víctima en decúbito supino, sobre una superficie dura, lisa y firme.
- ❑ b) El reanimador se arrodillará junto a la víctima en su lado izquierdo.
- ❑ c) El reanimador se colocará con los brazos en extensión, sobre la vertical del paciente y en ángulo de 90° sobre el suelo.
- ❑ d) El tiempo de comprensión debe ser igual al de relajación.

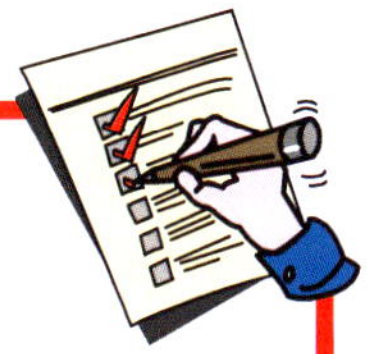

9. ¿Qué debemos hacer ante una gran herida que sangra abundantemente? Señala la respuesta correcta:

- ❑ a) Intentar cohibir la hemorragia haciendo una compresión directa sobre la zona por donde sangra, aplicando apósitos uno sobre otro a medida que se vayan empapando sin destaparlos o retirarlos.
- ❑ b) Se recomienda elevar el miembro afectado para dificultar la circulación sanguínea.
- ❑ c) Si la compresión directa no funciona, la herida se sitúa en un miembro superior o inferior y la hemorragia es de carácter arterial, habrá que realizar una compresión con el puño de la arteria contra el hueso.
- ❑ d) Todas son correctas.

10. ¿Qué patología de tipo circulatorio es en la que ceden sus síntomas ante el reposo?:

- ❑ a) Ángor o angina de pecho.
- ❑ b) Infarto agudo de miocardio.
- ❑ c) Crisis hipertensivas.
- ❑ d) Dolor precordial.

11. ¿Qué debemos hacer ante una persona que sufre una hipotermia? Señala la respuesta falsa:

- ❑ a) No dar bebidas alcohólicas ya que aumentan la vasodilatación y consigo la pérdida de calor corporal.
- ❑ b) Identificar con rapidez el estado de hipotermia, a mayor rapidez, menos secuelas.
- ❑ c) Se debe masajear y frotar la piel de la víctima.
- ❑ d) Retirar la ropa húmeda y colocar a la víctima en una zona de calor.

12. Indica cuál de las siguientes afirmaciones sobre el ACV es falsa:

- ❑ a) Un ACV es la interrupción del riego sanguíneo en una parte del cerebro, ya sea por la rotura de un vaso sanguíneo o por el taponamiento del mismo.
- ❑ b) La posición más recomendable ante un ACV será acostar totalmente a la víctima en decúbito supino.
- ❑ c) El dolor de cabeza muy intenso y repentino, parálisis facial, dificultad para andar o coordinar movimientos, debilidad generalizada, dificultad para hablar y mareos son algunos de los síntomas que se pueden presentar.
- ❑ d) Si vomita será necesario colocarlo en PLS y hacer una evaluación continua de sus constantes vitales.

13. Si presenciamos una crisis convulsiva o epiléptica indica qué es lo que no debemos hacer:

- ❑ a) Colocar, siempre que sea posible, una almohada o prenda de ropa bajo su cabeza para evitar que pueda golpearse.
- ❑ b) Retirar de su entorno cualquier objeto o mueble con el que pudiera golpearse.
- ❑ c) Permitir que tras el periodo convulsivo se recupere tranquilamente.
- ❑ d) Introducir algún elemento de tipo rígido en la boca para evitar que pueda morderse.

14. ¿Qué debemos hacer ante una persona que presenta lesiones por quemaduras? Indica la respuesta falsa:

- ❑ a) Enfriar la zona quemada y la ropa con agua. Si la superficie corporal quemada es muy amplia hay que evitar con esto provocar una hipotermia.
- ❑ b) Aplicar hielo directamente sobre la piel afectada para reducir la inflamación.
- ❑ c) No quitar la ropa adherida a la piel, salvo que esté impregnada con productos tóxicos o líquidos calientes.
- ❑ d) No pinchar las ampollas ni aplicar cremas de ningún tipo hasta que los servicios sanitarios inspeccionen las heridas.

capítulo

3

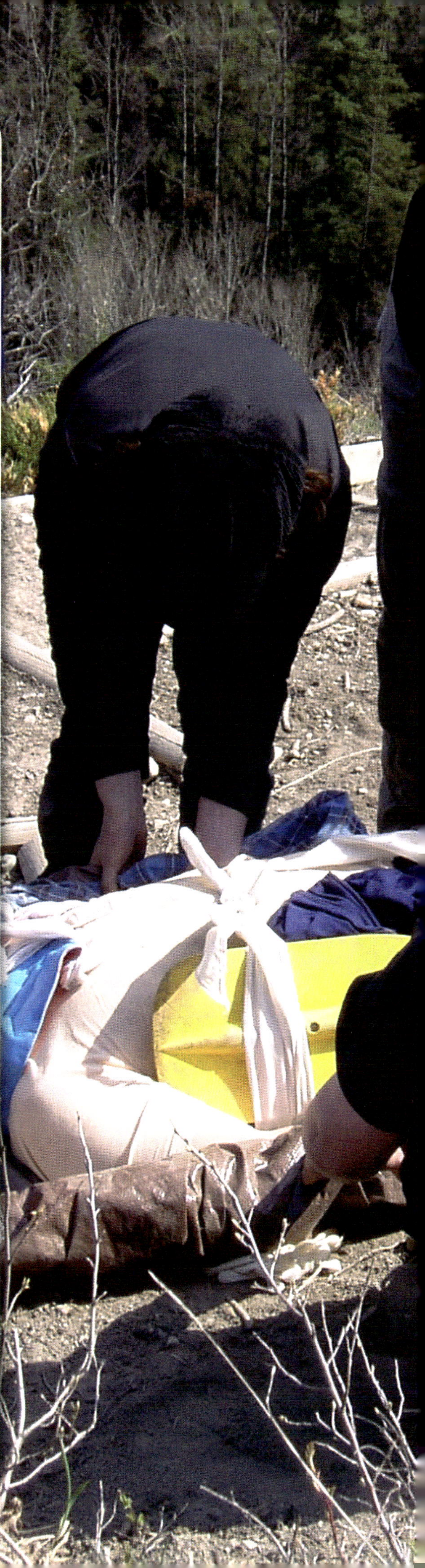

APLICACIÓN DE PROCEDIMIENTOS DE INMOVILIZACIÓN Y MOVILIZACIÓN

Antonio Garrido Moreno,
Ginés Álvarez Sánchez,
María Fuensanta Vivancos Belmonte,
Alejandro Romero Chumillas

Sumario

1. Evaluación de la necesidad de traslado
2. Posiciones de seguridad y espera
3. Técnicas de inmovilización
4. Técnicas de movilización
5. Confección de camillas y materiales de inmovilización

A lo largo de este capítulo vamos a ver en qué casos es preciso **trasladar a una persona a un centro sanitario** y cuándo podremos hacerlo por nuestros propios medios. Veremos cuáles son las **posturas o posiciones más recomendadas** según sea la lesión del accidentado y describiremos **técnicas de inmovilización y movilización.** Además veremos cómo podemos realizar camillas para la movilización de accidentados.

1. EVALUACIÓN DE LA NECESIDAD DE TRASLADO

El traslado de una persona accidentada hacia un centro sanitario se hará en función de la gravedad de sus lesiones y de si presenta o no signos o síntomas de urgencia. Cualquier lesión que revista algo de gravedad siempre es recomendable y necesario que la supervise un equipo sanitario o médico para descartar posibles complicaciones futuras.

Por todo ello, **a través del servicio de urgencias y emergencias 112** también nos podrán orientar sobre qué es más recomendable hacer en cada caso y los pasos a seguir, ya que este servicio dispone también de consulta médica de urgencia. Los médicos de este servicio, según la información aportada por quien llama, nos recomendarán cuál es la mejor opción en cada caso. Nos indicarán si es preferible trasladar al accidentado por nuestros propios medios, si es más recomendable acudir a un servicio de urgencias de atención primaria como los que poseen algunos centros de salud, si es preciso acudir a un hospital o, si la gravedad o la situación lo requiere, solicitar la asistencia de una ambulancia.

Es conveniente recordar que **nunca debemos trasladar por nuestros propios medios** a accidentados que:

- Presenten signos de compromiso vital, como ausencia de respiración, pulso, etc.
- Hayan sufrido accidentes de tráfico, politraumatizados o que hayan caído desde altura.
- Tengan una gran superficie corporal quemada.
- Presenten fracturas abiertas o hemorragias abundantes.
- Hayan sufrido un importante traumatismo torácico, abdominal o craneoencefálico (TCE).
- Tengan el estado de consciencia claramente alterado.

En caso de duda para determinar la gravedad de una lesión o accidente, siempre es recomendable llamar al teléfono 112 donde nos indicarán lo que debemos hacer en cada caso.

La única excepción para hacer el traslado por nuestros propios medios de este tipo de accidentados sería si en la zona donde nos encontramos no hay cobertura de móvil o no existe ninguna forma de pedir auxilio de manera inmediata. Aun así, siempre que sea posible, debemos evitar trasladar a accidentados que presenten este tipo de lesiones, ya que posiblemente estas se agraven durante el traslado que hagamos.

2. POSICIONES DE SEGURIDAD Y ESPERA

Las posiciones de seguridad y espera son todas aquellas que favorecen a la persona accidentada según el tipo de lesión o de afectación que esta tenga. Para ello, se emplean una serie de posiciones o posturas que ayudarán a que el estado de salud del lesionado no se agrave y, en algunos casos, a reducir el dolor que pueda tener. Todas ellas se realizarán siempre **tras haber realizado una valoración primaria y secundaria** de la víctima en espera de que acudan al lugar los servicios sanitarios de urgencia.

Para poner en práctica todas estas posiciones de seguridad y espera hay que realizarlas siempre con mucha suavidad y con movimientos precisos. A continuación vamos a ver las posiciones o posturas más comunes que se deben emplear según cada caso:

- **Posición lateral de seguridad (PLS):** es la que se emplea en caso de que la persona se halle inconsciente o con el nivel de consciencia alterado, pero siempre y cuando respire con normalidad y tenga pulso. La usaremos en casos de personas intoxicadas, en estado de embriaguez o que hayan sufrido un TCE, siempre que no se sospeche que hayan sufrido daño medular.

  Para conseguir esta posición hay que poner a la víctima en decúbito supino, flexionar su pierna izquierda y estirar su brazo derecho. La persona que presta su ayuda debe colocarse de rodillas, en el lado derecho de la víctima, para coger la mano izquierda con su mano izquierda y con la mano derecha cogeremos la rodilla de la pierna flexionada. A continuación tiraremos suavemente de su brazo y su rodilla hacia nuestro lado. Una vez que se haya hecho esto, la mano izquierda de la víctima la colocaremos bajo su cara y la pierna izquierda anclada sobre la otra para darle mayor estabilidad. Por último echaremos la cabeza del accidentado un poco hacia atrás para garantizar que la vía aérea queda abierta (Figura 1).

  Esta posición se emplea sobre todo para garantizar la apertura de la vía aérea, impedir que la víctima pueda asfixiarse si vomita, permite valorar de manera continua el pulso y la respiración y además le

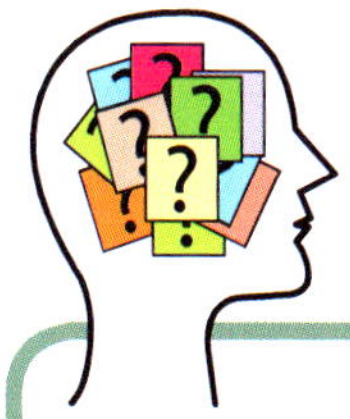

RECUERDA QUE

Es recomendable tapar con una manta o ropa a cualquier persona que pongamos en PLS, pero dejando siempre descubierta la cabeza y el cuello.

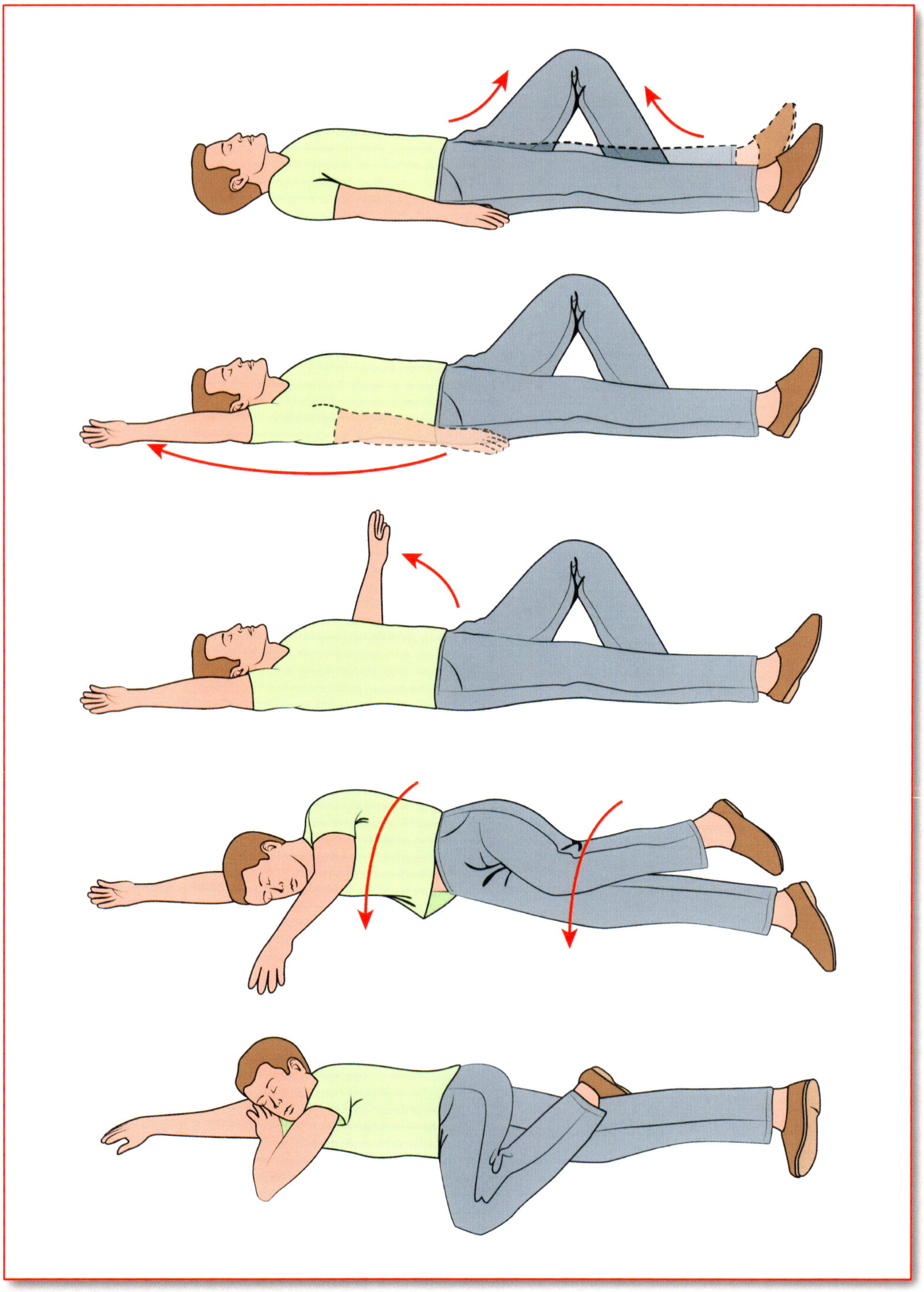

Figura 1. *Posición lateral de seguridad.*

aporta estabilidad evitando que se mueva o que pueda rodar sobre sí mismo.

Siempre que un accidentado se encuentre en PLS deberemos realizar la valoración primaria de manera continua al menos una vez por minuto. De esta manera nos aseguraremos que no se han alterado las constantes vitales del accidentado.

- **Posición sedente:** es la posición en la que pondremos a la víctima sentada sobre el suelo, o sobre una silla en el caso de que la hubiera, con el torso a 90° con respecto a sus piernas. Esta posición o postura se emplea en casos de insuficiencia respiratoria, indistintamente de su origen, para afectados por insolación o golpes de calor y para aquellos que presenten heridas o traumatismos importantes en el tórax. Si la víctima se encuentra en el suelo nos colocaremos detrás suyo para ayudar a mantener esta postura y cogeremos sus brazos por ambos lados para darle mayor estabilidad. Si es necesario apoyaremos su cuerpo sobre el nuestro, aunque para ello haya que reducir un poco el ángulo óptimo de 90° (Figura 2).
- **Piernas elevadas:** esta postura también es conocida como postura anti-shock y se emplea en los casos en que la víctima haya sufrido un desvanecimiento, síncope o desmayo sin causa aparente. Una vez que la persona esté tendida sobre el suelo cogeremos sus piernas por los talones y las elevaremos como mínimo a 45° respecto

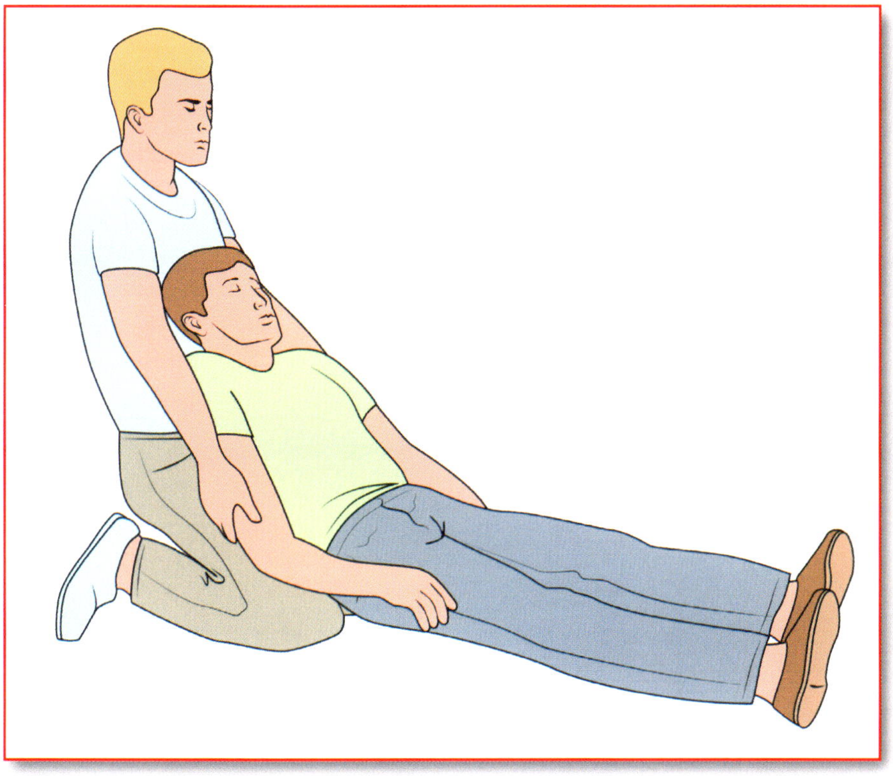

Figura 2. *Posición sedente.*

http://www.youtube.com/watch?v=xpoPin4bS7U

RECUERDA QUE

La posición sedente es la postura recomendada en casos de insuficiencia respiratoria (asma, bronquitis, inhalación de humo o gases, etc.) ya que favorece el ciclo respiratorio.

al suelo para favorecer el riego sanguíneo del cerebro. También es recomendable girar su cabeza hacia un lado por si vomitara, para así impedir que pueda aspirar su propio vómito hacia los pulmones (Figura 3).

http://www.youtube.com/watch?v=-BITJVIHwSU

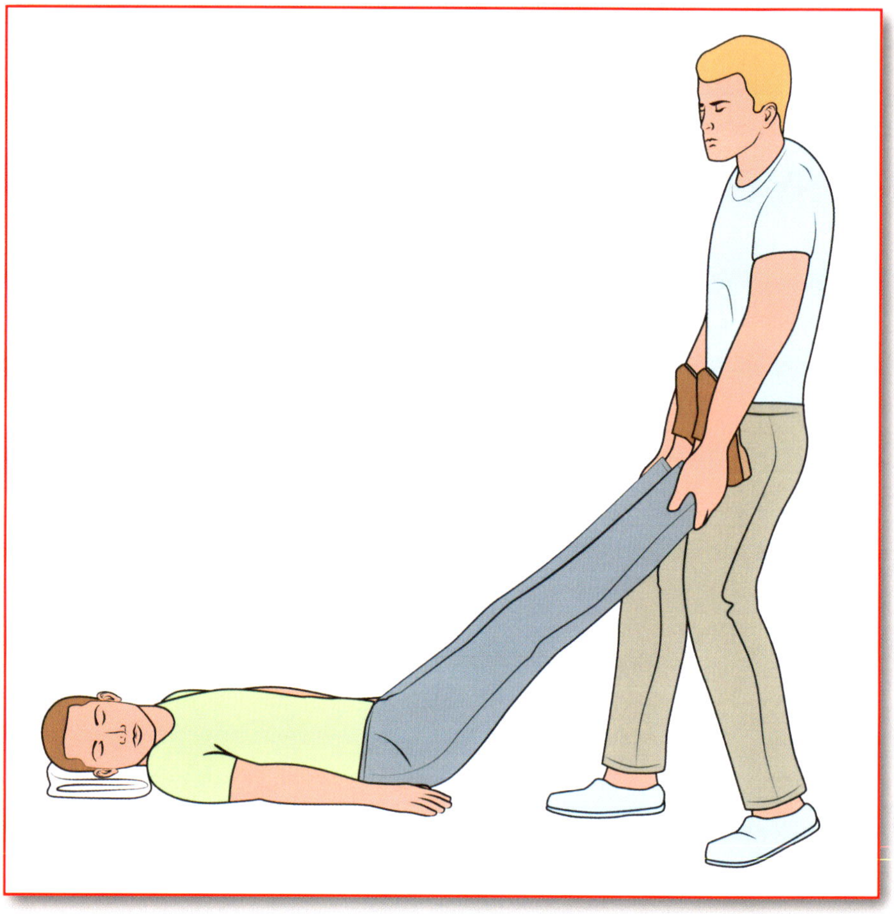

Figura 3. *Piernas elevadas.*

- **Piernas semiflexionadas:** esta postura, también conocida como abdomen agudo, se emplea para personas que presenten cualquier tipo de lesión o de dolor abdominal, ya que facilita la relajación de los músculos del abdomen y, por lo tanto, favorece la disminución del dolor. Para ello tenderemos a la persona lesionada sobre el suelo en posición de decúbito supino y flexionaremos ambas piernas. Para ayudar a mantener dicha postura podemos colocarle bajo las piernas algún cojín, manta, ropa o similar que tengamos a mano en nuestro entorno.

- **Eje cabeza-cuello-tronco:** estos tres elementos se deben mantener siempre alineados cuando tengamos sospechas de que la víctima puede tener dañada la médula espinal debido a una fuerte caída, politraumatismos, accidente de tráfico, etc. Es importante recordar que si tenemos sospechas de que existe una lesión medular lo me-

http://www.youtube.com/watch?v=BZywciMcv38

jor es no mover al accidentado, ya que podríamos agravar sus lesiones, pero es conveniente recordar que si tuviéramos que movilizar a la víctima, en caso de que en el entorno en el que se encuentra no sea seguro, lo haremos siempre manteniendo recto el eje del cuello, la cabeza y el tronco.

RECUERDA QUE

Si no se mantiene estrictamente alineado el eje cuello-cabeza-tronco podremos provocar o aumentar una lesión medular, lo que puede derivar en una tetraplejia o paraplejia.

3. TÉCNICAS DE INMOVILIZACIÓN

La inmovilización de un accidentado será necesaria en los casos que sospechemos, o sea evidente, que existe alguna fractura ósea o luxación. La inmovilización de la zona afectada se realiza para evitar que la gravedad de la lesión pueda aumentar y además para reducir el dolor del accidentado.

La inmovilización de los miembros o zonas afectadas solo será necesaria si vamos a movilizar al accidentado, es decir, **si existe una necesidad imperiosa de movilizarlo hacia una zona más segura** que esté alejada, mientras esperamos a que acudan al lugar los servicios de asistencia sanitaria extrahospitalaria. Otro de los casos en que las técnicas de inmovilización son necesarias es si, en la zona donde estamos, **no existe la posibilidad de pedir auxilio por teléfono** porque no dispongamos de teléfono móvil o porque no haya cobertura.

Es necesario saber que los movimientos que se producen cuando movilizamos a un accidentado, que presenta una fractura o varias, pueden agravar sus lesiones debido a que **un hueso fracturado puede romper los tejidos que haya a su alrededor,** como pueden ser nervios, músculos o vasos sanguíneos; por lo tanto, una correcta inmovilización ayudará a que no aumente la gravedad de las lesiones de la víctima.

RECUERDA QUE

Aunque no dispongamos de saldo o cobertura en un teléfono móvil, podremos realizar llamadas de emergencia (ya que son gratuitas) y el teléfono móvil puede conectarse a otras redes móviles.

Para realizar una inmovilización de urgencia en primeros auxilios siempre usaremos los denominados como "medios de fortuna". Los **medios de fortuna** son todos aquellos objetos o elementos que se encuentran en el entorno de un accidentado y que pueden servir para la confección de medios de movilización o inmovilización de las personas que han sufrido un accidente. Para ello debemos agudizar el ingenio y utilizarlos de manera adecuada para conseguir el fin que buscamos.

En las inmovilizaciones siempre haremos uso de dos tipos de medios de fortuna: **elementos rígidos y elementos maleables.** Los elementos rígidos son todos aquellos que nos permitirán mantener una alineación correcta de la extremidad afectada, como unas pequeñas tablas, bastones, periódicos o cualquier otro objeto de un tamaño adecuado y http://www.youtube.com/watch?v=jC9_5c1TqDw

características adecuadas que tengamos a mano. Los elementos maleables son todos aquellos elementos con los cuales podremos sujetar el elemento rígido a la extremidad afectada, como pueden ser vendas, trozos de tela, cinturones, corbatas, etc.

Si la fractura fuera de cadera, columna vertebral o pelvis emplearemos para su inmovilización las técnicas que se explicarán en el apartado 5 de este capítulo, a través del uso de camillas o similares.

Las inmovilizaciones de urgencia que se van a explicar a continuación son solo válidas para los huesos largos de las extremidades superiores e inferiores. Se consideran huesos largos de la extremidad superior el húmero, el cúbito y el radio. Se consideran a su vez huesos largos de la extremidad inferior el fémur, la tibia y el peroné. Las fracturas que se pudieran detectar en manos o pies no será estrictamente necesario inmovilizarlas si no disponemos de tiempo o medios para ello, aunque si fuera posible hacerlo se podrían emplear técnicas similares a las explicadas.

3.1. Inmovilización de huesos largos

Para realizar inmovilizaciones de urgencia de huesos largos emplearemos los medios de fortuna que encontremos a nuestro alrededor. Para realizarlas seguiremos siempre las siguientes normas:

- La inmovilización se hará siempre cubriendo **la articulación anterior y posterior del hueso largo** afectado para evitar que el hueso afectado pueda moverse. Por ejemplo, si la fractura se produjera en el cúbito o en el radio se inmovilizará tanto la muñeca como el codo; si la fractura se produjera en la tibia o en el peroné se inmovilizará tanto el tobillo como la rodilla.
- A la hora de atar los elementos maleables a los rígidos se hará de manera firme pero **sin que aprieten demasiado,** ya que podríamos detener el riego sanguíneo en el miembro afectado y las consecuencias serían aún más graves.
- Hacer un breve planteamiento de los **medios tanto rígidos como maleables que vamos a emplear** para realizar la inmovilización antes de hacerla.
- **No tratar de reducir las fracturas** mediante tracción de las articulaciones. Hay que realizar la inmovilización en la misma posición que haya quedado tras el accidente.

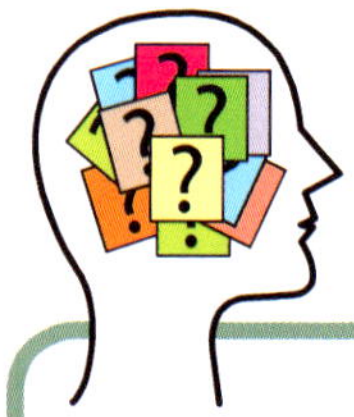

RECUERDA QUE

Si la inmovilización de urgencia tuviéramos que realizarla en el monte o en el campo podremos emplear ramas de árboles como elementos rígidos y las cintas de una mochila como elementos maleables.

3.1.1. *Inmovilización de huesos largos en extremidades superiores*

A continuación vamos a explicar algunas de las técnicas que podemos emplear para la **inmovilización** de huesos largos de las **extremidades superiores:**

- Será necesario situar el brazo afectado sobre una superficie, como una mesa, para ayudarnos durante la inmovilización.
- Retirar las pulseras, anillos o relojes antes de realizar la inmovilización del miembro superior.
- Situaremos el elemento rígido debajo o ambos lados del miembro afectado con mucho cuidado. Si utilizamos periódicos o revistas para su inmovilización hay que cubrir el brazo formando una media caña.
- Uniremos y fijaremos los elementos rígidos con elementos maleables como pueden ser vendas, pañuelos largos, bufandas, cinturones, etc.
- Haremos un cabestrillo para mantener el brazo elevado. Esta posición reducirá el dolor y fomentará que el brazo se mueva lo menos posible.

En el caso de que la lesión afectara a la articulación del codo se evitará la flexión del mismo (Figura 4). Para su inmovilización se puede usar una técnica de inmovilización igual que la explicada anteriormente pero cubriendo el codo, parte del brazo y del antebrazo, para impedir que pueda moverse. Además inmovilizaremos ese brazo usando el propio cuerpo como férula para evitar que pueda moverse.

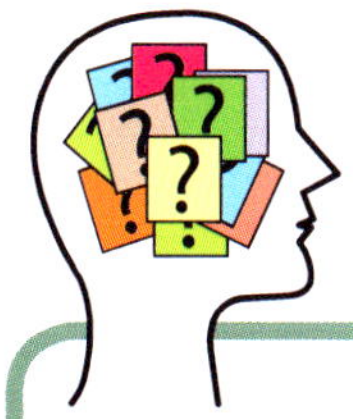

RECUERDA QUE

Las inmovilizaciones de urgencia deben cubrir siempre la articulación anterior y posterior del hueso afectado, además no debemos apretarlas demasiado.

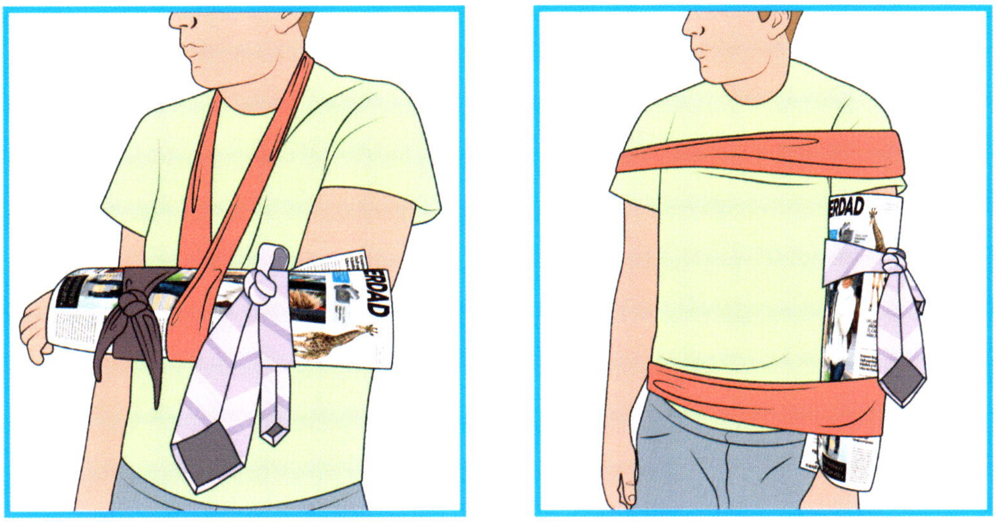

Inmovilización de antebrazo y muñeca — Inmovilización con codo afectado

Figura 4. *Inmovilización de brazo y codo.*

3.1.2. *Inmovilización de huesos largos en extremidades inferiores*

A continuación vamos a explicar algunas de las técnicas que podemos emplear para la **inmovilización** de huesos largos de las **extremidades inferiores:**

- Es necesario realizarlas sobre el suelo, donde previamente se habrán colocado tanto los elementos rígidos como los maleables. Una vez que los tengamos preparados colocaremos el miembro afectado sobre estos con sumo cuidado.
- Recordemos que los elementos rígidos deben superar las articulaciones superiores e inferiores del lugar donde se haya producido la fractura.
- Situaremos el elemento rígido sobre el miembro afectado y lo fijaremos a la extremidad con los elementos maleables de los que dispongamos (Figura 5).

http://www.youtube.com/watch?v=XvWugzUTnKA

Otra de las técnicas que podemos emplear para la inmovilización de los miembros inferiores es usar la otra pierna como férula para que la pierna afectada quede inmóvil formando un conjunto rígido con la otra

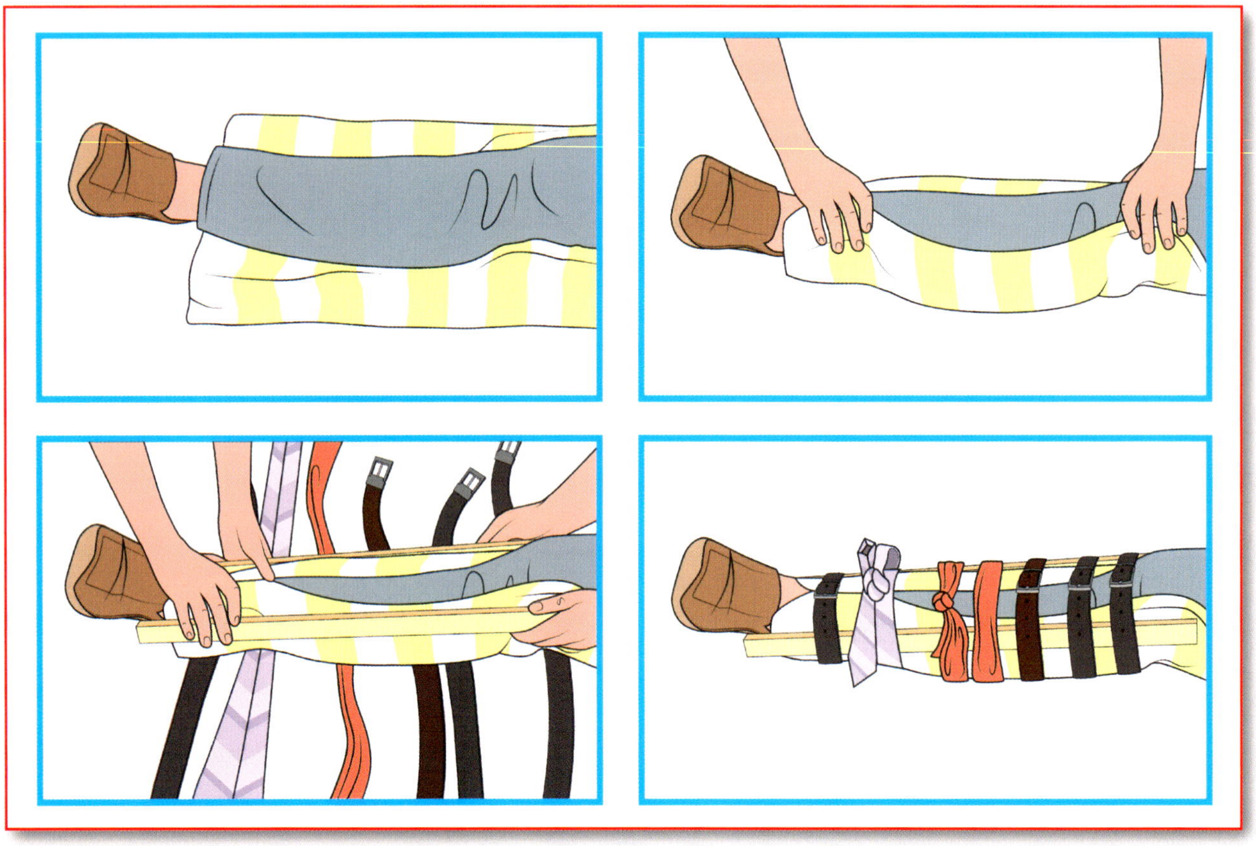

Figura 5. *Inmovilización de tibia y peroné.*

pierna. Esta técnica se empleará siempre que no dispongamos de los suficientes o adecuados elementos rígidos para su inmovilización (Figura 6). Para poder realizarla haremos lo siguiente:

- Situaremos sobre el suelo en paralelo los elementos maleables de los que dispongamos y a continuación colocaremos las piernas del accidentado sobre ellos con sumo cuidado.
- Colocaremos entre las dos piernas algún elemento que sirva de almohadilla, como puede ser un jersey grueso, un cojín pequeño, una toalla, una manta, etc.
- Anudaremos y fijaremos los elementos maleables entre sí, dándole solidez al conjunto, pero sin apretar demasiado.

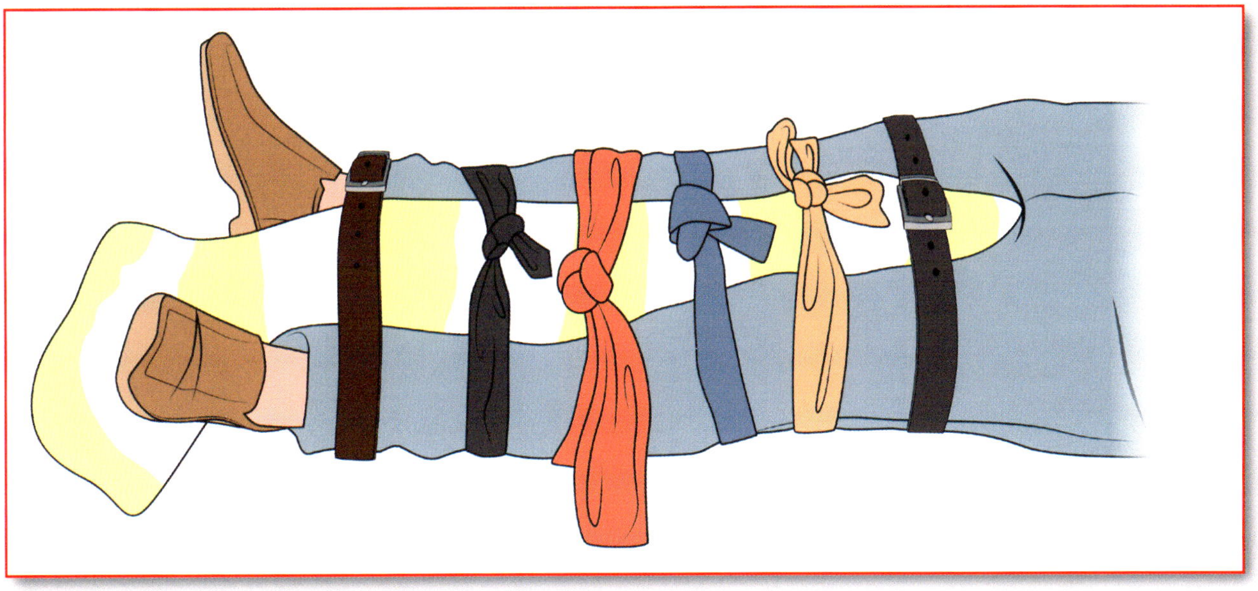

Figura 6. *Inmovilización con ambas piernas.*

En el caso de **esguinces,** como puede ser el de tobillo, no será estrictamente necesario su inmovilización, ya que debido a la inflamación de la articulación será muy doloroso para el accidentado, simplemente bastará con que no apoye la extremidad afectada ni la mueva mucho.

En el caso de **luxaciones** la más habitual es la de hombro. Para realizar su inmovilización lo primero que se debe hacer es colocar el brazo sobre un cabestrillo improvisado con medios de fortuna. Para confeccionar dicho cabestrillo podremos emplear sábanas, trozos de tela, bufandas, etc. Una vez en esta posición se vendará o fijará el brazo al cuerpo, por ejemplo con vendas, para impedir que la articulación del hombro pueda moverse. De esta manera disminuirá el dolor de la persona que ha sufrido este tipo de lesión (Figura 7).

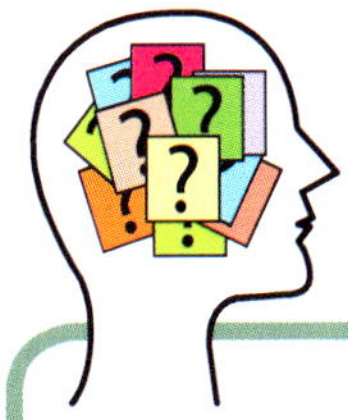

RECUERDA QUE

La técnica de inmovilización de hombro para una luxación también es válida para fracturas de hombro o de clavícula.

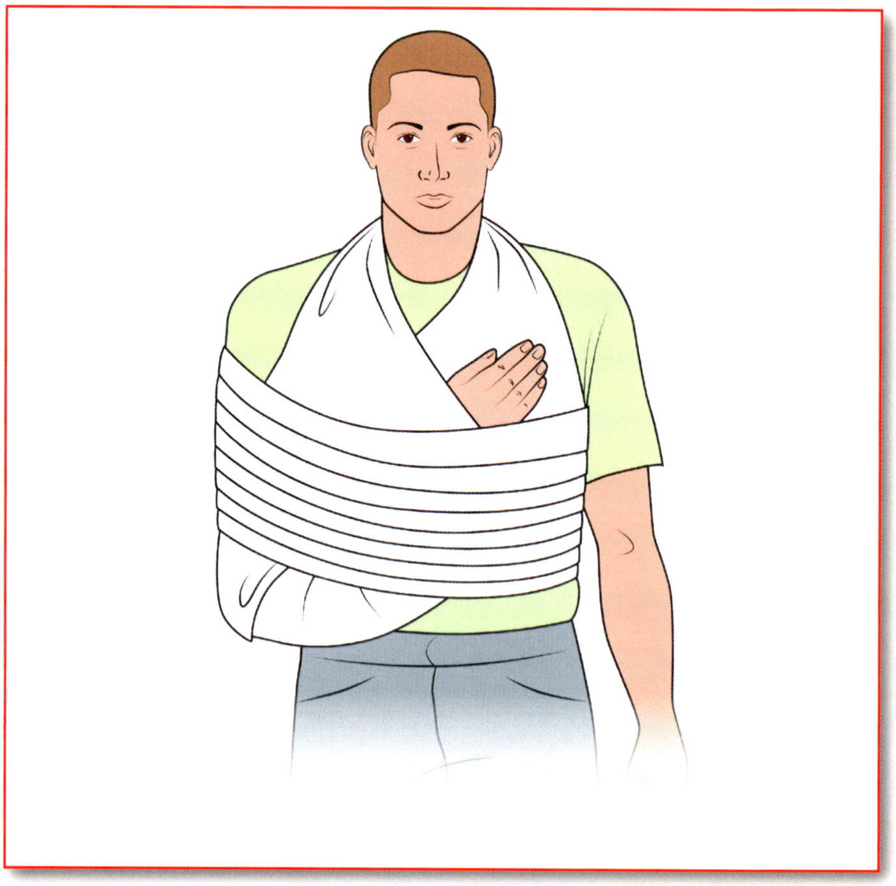

Figura 7. *Inmovilización de hombro.*

4. TÉCNICAS DE MOVILIZACIÓN

La movilización de una persona accidentada solo se realizará en casos en que la víctima corra peligro en el lugar donde se encuentre, que este lugar no sea el más adecuado para prestarle los primeros auxilios o que haya que movilizarla debido a que en lugar donde nos encontramos no es posible pedir ayuda o llamar por teléfono.

Cada técnica de movilización se empleará según el caso en el que nos encontremos. Las técnicas de movilización también van a depender de si el rescatador se encuentra solo para realizarlas o dispone de otras personas que puedan ayudarle.

4.1. Técnicas de movilización de un solo rescatador

4.1.1. *Maniobra de Rautek*

Esta técnica solo se realizará en casos excepcionales cuando la víctima se halle atrapada, por ejemplo dentro de un vehículo, y este se encuentre ardiendo o exista un peligro real para la víctima. También se puede emplear en otros casos donde haya que movilizar a la víctima **manteniendo alineado el eje de cabeza-cuello-tronco** (Figura 8).

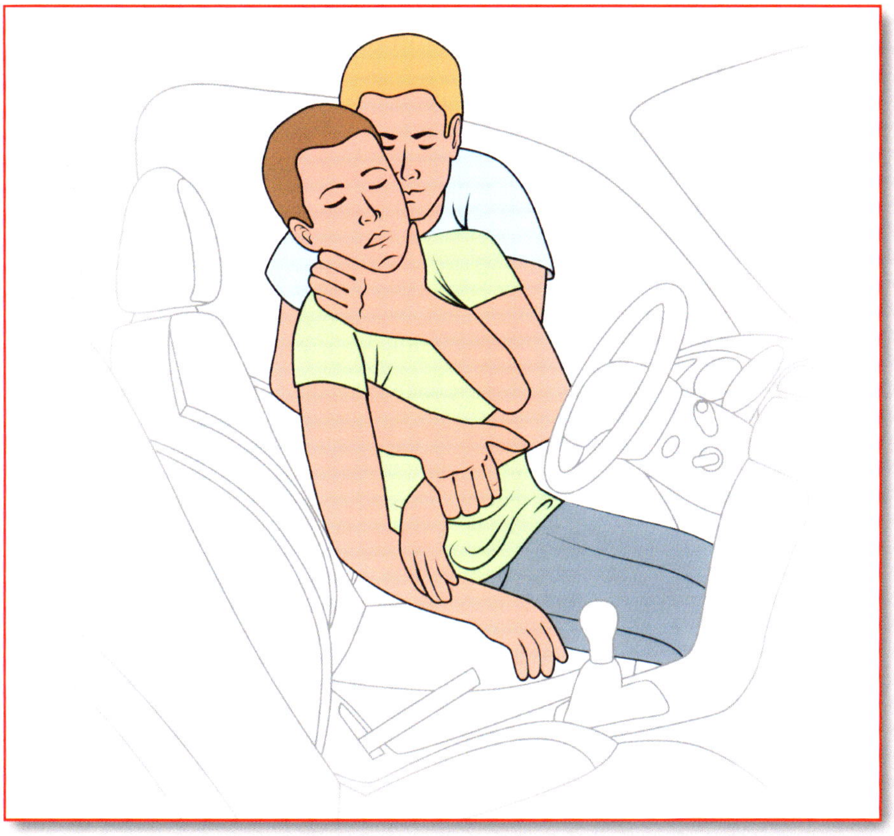

Figura 8. *Maniobra de Rautek.*

Los **pasos a seguir** para realizar esta técnica son los siguientes:

- Liberar los pies del accidentado si se encuentran atrapados por los pedales del vehículo.
- El rescatador se coloca al lado de la víctima y desliza sus brazos bajo las axilas del accidentado.
- Se sujeta un brazo de la víctima por la muñeca y con la otra mano se sujeta el mentón.
- El rescatador volcará la espalda del accidentado sobre su pecho con sumo cuidado manteniendo siempre la cabeza sujeta y recta con respecto al cuello y al tronco.
- Con mucha suavidad se saca al accidentado del vehículo siempre respetando el eje cabeza-cuello-tronco.
- Una vez que se haya sacado a la víctima del coche se posará lentamente en el suelo sobre un lugar seguro.

http://www.youtube.com/watch?v=qFImUj8MSPE

Es conveniente practicar las técnicas de movilización con anterioridad y con cierta frecuencia para realizarlas correctamente y de manera segura.

Es conveniente practicar las técnicas de movilización con anterioridad y con cierta frecuencia para realizarlas correctamente y de manera segura.

4.1.2. *Técnica de arrastre*

Esta técnica es la que se realiza por un solo rescatador y se usa solo **en casos donde la víctima se encuentre inconsciente, tenga problemas para andar y el lugar donde se encuentre no sea seguro.** Solo se empleará en casos en que la distancia entre el foco del peligro y el lugar seguro sea corta, siempre que se sospeche además de una posible lesión medular. Para realizar esta técnica haremos lo siguiente (Figura 9):

- Colocar las manos de la víctima dentro de su pantalón para evitar que se caigan durante el arrastre y así impedir su fricción contra el suelo.
- Situarnos con las rodillas flexionadas en la parte superior de la víctima.
- Deslizar nuestras manos por debajo del accidentado hasta alcanzar sus axilas.
- Aproximar nuestros brazos poco a poco hasta conseguir que la cabeza del accidentado quede apoyada y sujeta por nuestros antebrazos.

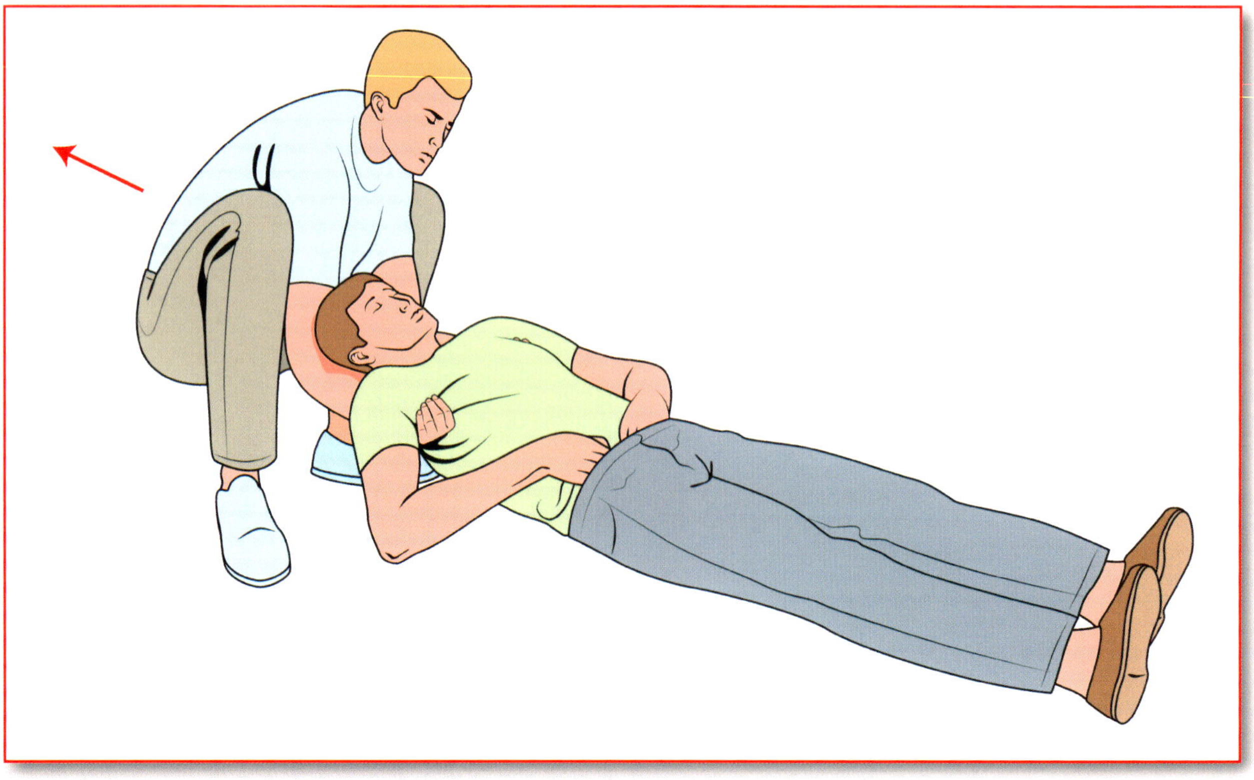

Figura 9. *Técnica de arrastre en accidentado.*

- Una vez que lo tengamos cogido por las axilas y su cabeza esté apoyada sobre nuestros antebrazos, tiraremos suavemente de la persona hacia atrás hasta llegar al lugar más apropiado.
- La fuerza de arrastre debe recaer siempre sobre las axilas del paciente nunca sobre su cabeza o cuello.

Si la situación así lo requiere, se puede también arrastrar suavemente a la víctima tirando de sus manos, sus tobillos o de su propia ropa, siempre que no exista una fractura ósea evidente. Si la distancia para movilizar a la víctima hacia un lugar seguro es amplia, podemos cargarla sobre nuestros hombros o incluso colocarla sobre una manta para poder tirar de ella mejor, además así reduciremos los posibles daños sobre el accidentado a consecuencia del arrastre.

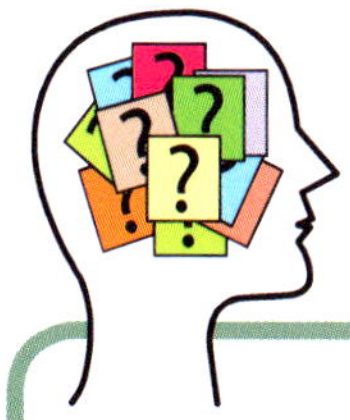

RECUERDA QUE

En casos de extrema necesidad y urgencia se puede arrastrar al accidentado tirando de sus manos o pies, siempre que el suelo sea liso.

4.2. Técnicas de movilización de varios rescatadores

En el caso de que en el lugar del accidente hubiera **varios rescatadores** se podrían emplear otro tipo de técnicas de movilización de víctimas, como son las siguientes.

4.2.1. *Técnica del puente*

Esta técnica de movilización se emplea cuando es preciso **mantener alineado el eje cabeza-cuello-tronco** en todos los casos en que sospechemos que pueda existir una lesión medular por un accidente de tráfico, politraumatismo o caídas desde altura. Además, esta técnica permite traspasar de manera segura al accidentado desde el suelo a una camilla improvisada, a un tablero o a cualquier elemento rígido y resistente del que dispongamos para poder movilizar a la víctima. Si la complexión de la persona es normal deberemos contar con, al menos, 4 personas para poder realizarla. Si tuviera gran peso necesitaríamos alguna persona más.

Para realizar esta técnica haremos lo siguiente (Figura 10):

- La persona con más experiencia se colocará en la cabeza de accidentado y desde allí dará las órdenes y marcará los tiempos para que todo el mundo actúe a la vez. Ejercerá de líder de la maniobra.
- La persona que se encuentra en la cabeza debe introducir las palmas de sus manos mirando hacia arriba por la espalda de la víctima, de tal forma que la cabeza quede apoyada y sujeta por los antebrazos.

http://www.youtube.com/watch?v=ps3P2Pc5J3o

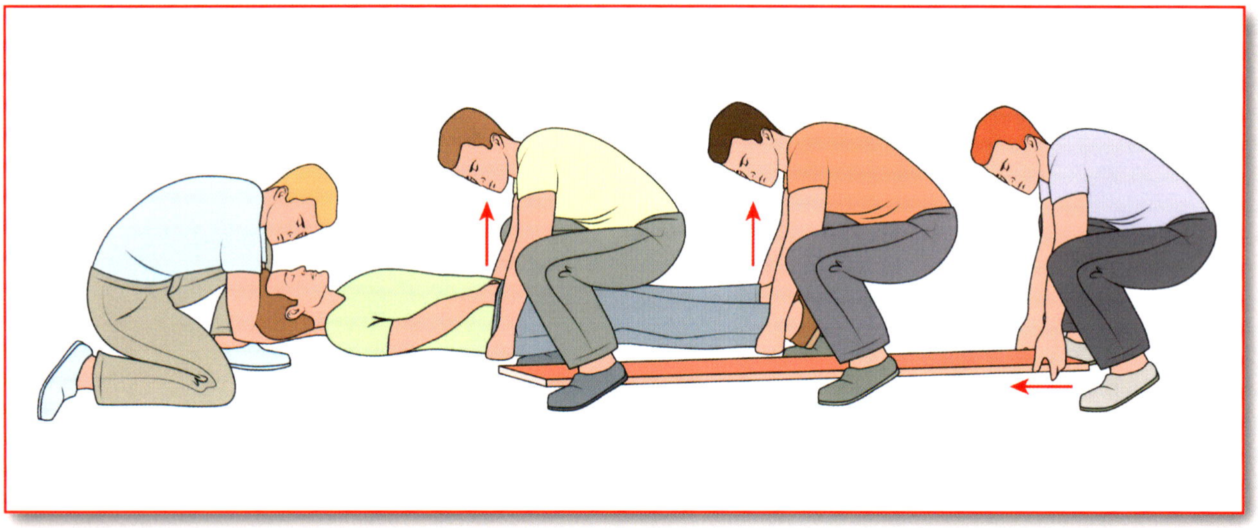

Figura 10. *Técnica del puente.*

- Otras dos personas se situarán por encima de la víctima con sus piernas a ambos lados de su cuerpo y agachados sobre ella. La persona con más fuerza se colocará a altura de las caderas y la otra en sus piernas.
- El cuarto rescatador tendrá la camilla o la tabla preparada en los pies del accidentado para introducirla cuando el líder o persona que se sitúa en la cabeza se lo comunique.
- Una vez que todo el mundo está en su puesto, el líder dará la orden de elevar a la víctima de manera firme y solo con la altura necesaria para que por debajo pueda pasar la camilla o tabla que hayan preparado para movilizarla.
- La elevación del accidentado debe ser realizada al unísono y de manera coordinada por el rescatador que se encarga de la cabeza, el de las caderas y el de las piernas. En ese momento será cuando el encargado de pasar la camilla lo haga de manera rápida y precisa.
- Una vez que tengamos a la víctima sobre esta camilla es imprescindible mantener la alineación de la cabeza evitando que se pueda mover o desplazar. Para ello emplearemos correas, cuerdas, toallas o cualquier elemento que impida que se pueda mover de su posición.

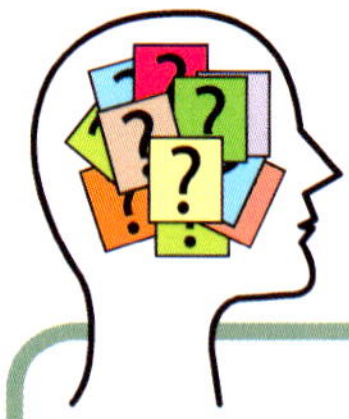

RECUERDA QUE

La técnica del puente es una técnica de primeros auxilios, pero también la emplean los servicios sanitarios de urgencias para colocar al paciente en la camilla de la ambulancia.

4.2.2. *Silla de la reina con respaldo*

Esta técnica de movilización se emplea para la movilización de **accidentados conscientes y que no puedan andar por sus propios medios,** como en casos de esguinces de tobillo o fracturas del pie. Para la realización de esta técnica haremos lo siguiente (Figura 11):

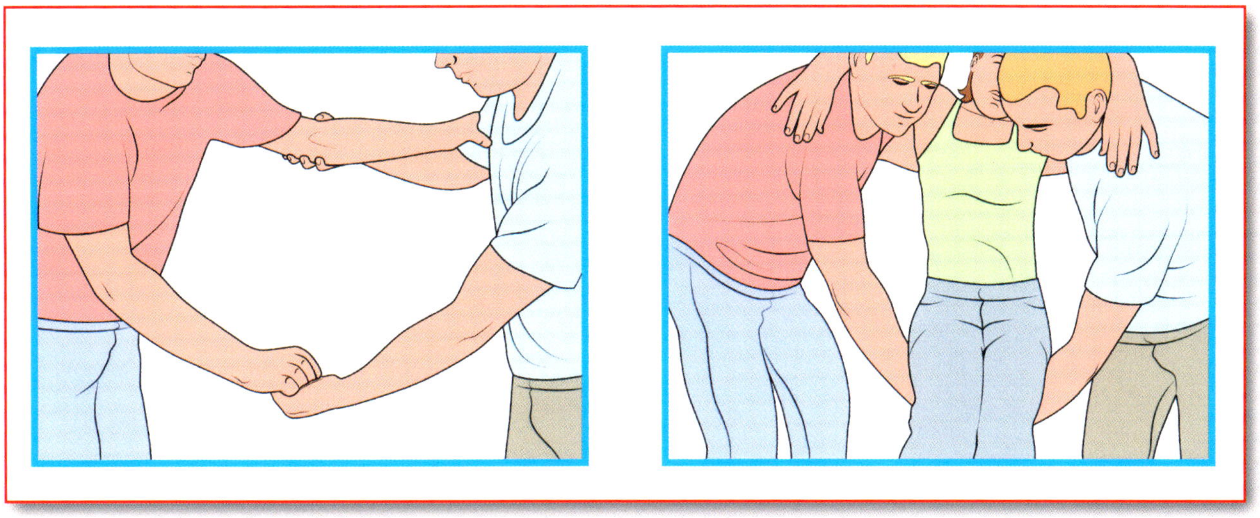

Figura 11. *Silla de la reina con respaldo.*

- Los socorristas se colocarán uno frente al otro uniendo sus manos por delante y sus brazos por detrás.
- Las manos constituirán el asiento del accidentado, por lo tanto son las que más peso soportarán, debiendo quedar unidas firmemente una con otra.
- Los brazos serán los que sirvan de respaldo al accidentado por lo que se unirán las manos al antebrazo del contrario y la unión deberá de ser firme para evitar que la víctima pueda caerse.
- Una vez estén unidas las manos y los brazos de los rescatadores se agacharán para poder recoger sobre sus brazos a la víctima, elevando su posición una vez que esté sentada.
- La persona accidentada colocará sus brazos por la parte trasera del cuello de los rescatadores para conseguir una mayor estabilidad durante la movilización.

4.2.3. *Técnica de las muletas*

Esta técnica puede ser empleada cuando el accidentado presente **dificultades para andar** o desplazarse por sí mismo, pero que por sus lesiones **no se sospeche de lesión medular.** Para realizar esta técnica haremos lo siguiente (Figura 12):

- Nos colocaremos a ambos lados de la víctima y pasaremos sus brazos por la parte trasera del cuello de los rescatadores sujetando sus brazos con una de nuestras manos.

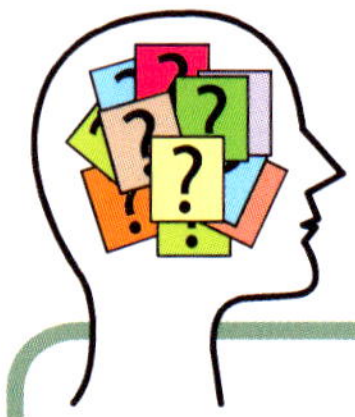

RECUERDA QUE

En la técnica de las muletas podemos agarrar el pantalón o el cinturón de la persona accidentada para así poder movilizarla mejor.

- La otra mano que nos quede libre la pasaremos por la espalda de la víctima para sujetar sus caderas y ayudar a sus movimientos. Los brazos de ambos rescatadores deben quedar cruzados en su espalda.
- Si hubiera una tercera persona podría cogerla por las piernas siempre que fuera necesario, como por ejemplo para bajar unas escaleras.

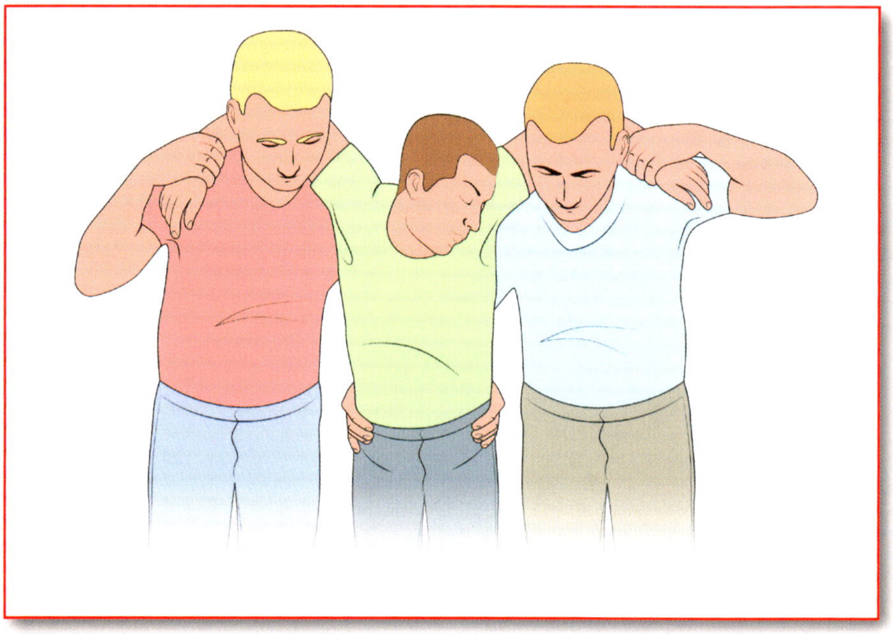

Figura 12. *Técnica de las muletas.*

5. CONFECCIÓN DE CAMILLAS Y MATERIALES DE INMOVILIZACIÓN

La confección de una camilla con medios de fortuna se debe realizar solo en casos donde sea preciso movilizar al accidentado a una distancia amplia y para lo cual no sea aconsejable el uso de las técnicas explicadas en los puntos anteriores, ya que la mayor parte de las veces no contarán con la solidez ni estabilidad deseadas para el traslado de la víctima.

A la hora de confeccionar una camilla debemos tener en cuenta lo siguiente:

- Tener constancia de que la asistencia sanitaria va a tardar en llegar al lugar o que en **el lugar donde estamos es imposible poder solicitar ayuda.**
- **Que la víctima se encuentre en una zona de peligro inminente** como el posible derrumbe de un edificio, un incendio forestal cercano, un escape de gas en la zona, etc.

- Valorar el **peso de la víctima** y los **rescatadores** que van a colaborar en su traslado.
- Solo se empleará en casos donde la víctima se encuentre inconsciente, pero siempre que respire y tenga pulso, o en los casos en los que tengamos sospechas de que existe alguna fractura en la cadera, pelvis o columna vertebral.
- Asegurarnos que tiene la solidez y resistencia suficientes antes de usarla.

Para conseguir formar una camilla en primer lugar optaremos por tableros o puertas poco pesadas (que no contengan cristales), mantas o lonas, ya que si en primer lugar disponemos de este tipo de materiales serán suficientes para realizar la movilización de urgencia. Si no disponemos en nuestro entorno de este tipo de elementos será necesario construir una, para ello buscaremos los siguientes elementos de fortuna:

- Un par de elementos rígidos, resistentes y que tengan al menos 2 metros de largo, los cuales usaremos para formar las barras laterales de la camilla. Para ello podemos usar tubos de hierro, listones de madera sólidos o elementos similares.
- Para realizar el cuerpo de la camilla podemos emplear prendas de ropa como abrigos, chaquetas, jerséis, pero siempre que tengan suficiente grosor y consistencia. Si es necesario pondremos varios de ellos para dar mayor solidez al cuerpo de la camilla. Si disponemos de una manta también podremos usarla como cuerpo de la camilla (Figura 13).

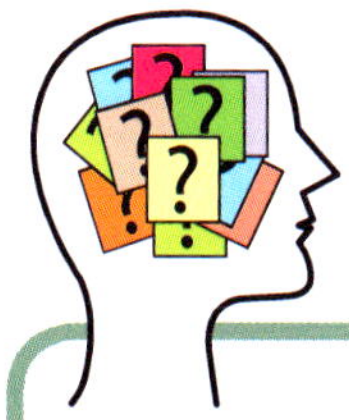

RECUERDA QUE

Usar una puerta como camilla improvisada es una de las mejores opciones para movilizar a una persona. Para sacarla de las bisagras tendremos que tirar de la puerta y del pomo hacia arriba.

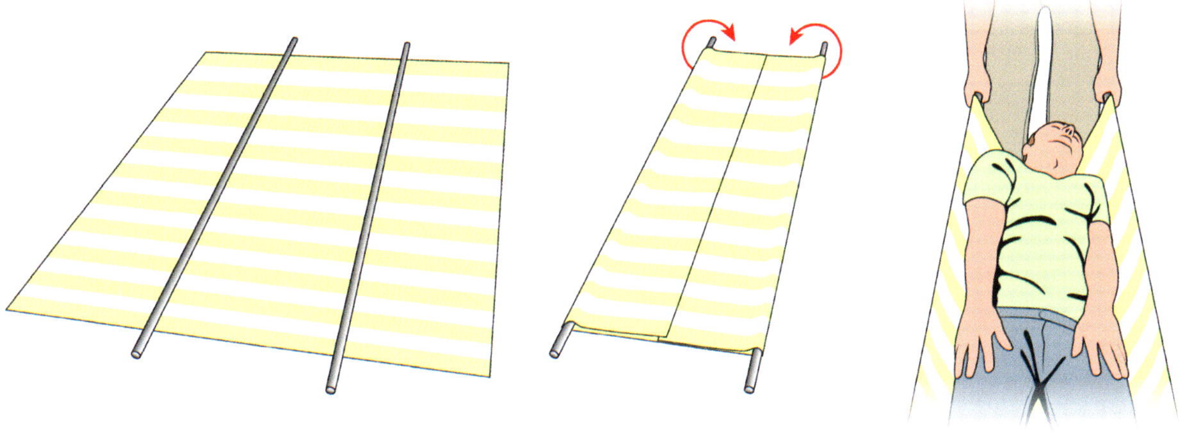

Figura 13. *Camilla con manta.*

http://www.youtube.com/watch?v=Fr-FkCor2XE

Una vez hayamos conseguido estos medios de fortuna procederemos a la realización de la camilla de la siguiente manera:

- Pondremos en el suelo ambas barras de manera paralela.
- Insertaremos la ropa en las barras introduciéndolas por las mangas de los abrigos, por las patas de los pantalones, etc. Abotonaremos o cerraremos bien las cremalleras de todas las prendas de ropa que lo lleven (Figura 14).

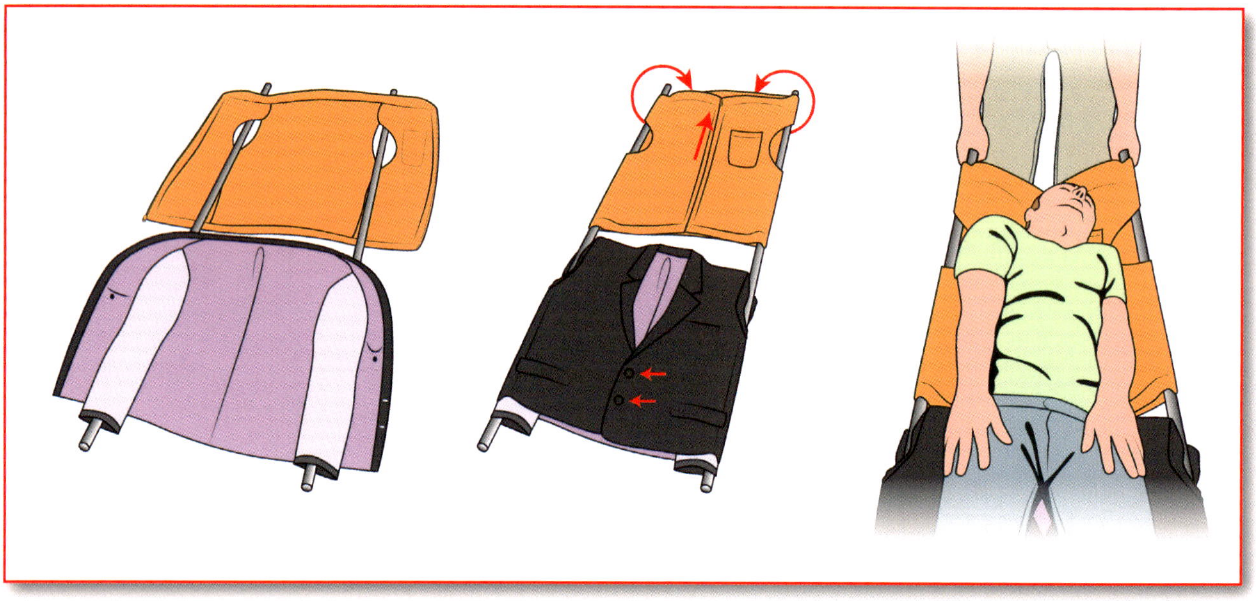

Figura 14. *Camilla con ropa.*

- Comprobaremos la solidez de la camilla antes de transportar al accidentado.
- Siempre que sea posible sujetaremos a la víctima a la camilla empleado trozos de tela, cuerdas o cualquier otro elemento similar, para evitar que pueda caerse. Para ello pasaremos por debajo de la camilla estos elementos para poder fijarlos una vez que la víctima esté acostada sobre ella.

RECUERDA QUE

Si hacemos una camilla con una manta es necesario doblarla varias veces sobre sí misma o fijarla con imperdibles para evitar que el accidentado pueda caerse.

En los casos en los que tengamos sospechas de que existe alguna fractura en la cadera, pelvis o columna vertebral emplearemos las técnicas de inmovilización que se describen en los siguientes puntos antes de situar a los accidentados sobre la camilla.

5.1. Inmovilización por lesiones en cuello o columna vertebral

Cualquier persona que haya sufrido un accidente de tráfico, caída desde una altura considerable o que presente lesiones en cabeza o cuello se la debe tratar de manera preventiva como un lesionado medular, es decir, mantendremos de manera estricta la alineación entre el eje cabeza-cuello-tronco. Para conseguir esto emplearemos, en todos los casos, la técnica de inmovilización de **férula cervical** antes de realizar cualquier tipo de movilización.

Para realizarla se necesitan al menos **dos socorristas** que harán lo siguiente (Figura 15):

- La víctima debe estar tendida sobre el suelo en decúbito supino.
- Durante la realización de estas técnicas uno de los rescatadores deberá situarse de rodillas tras la cabeza del accidentado, sujetándola en todo momento y evitando que se mueva.
- El rescatador que sujeta la cabeza realizará una ligera y muy suave tracción de la cabeza del accidentado hacia arriba mientras el otro rescatador le coloca un rollo de ropa, periódico enrollado o una toalla

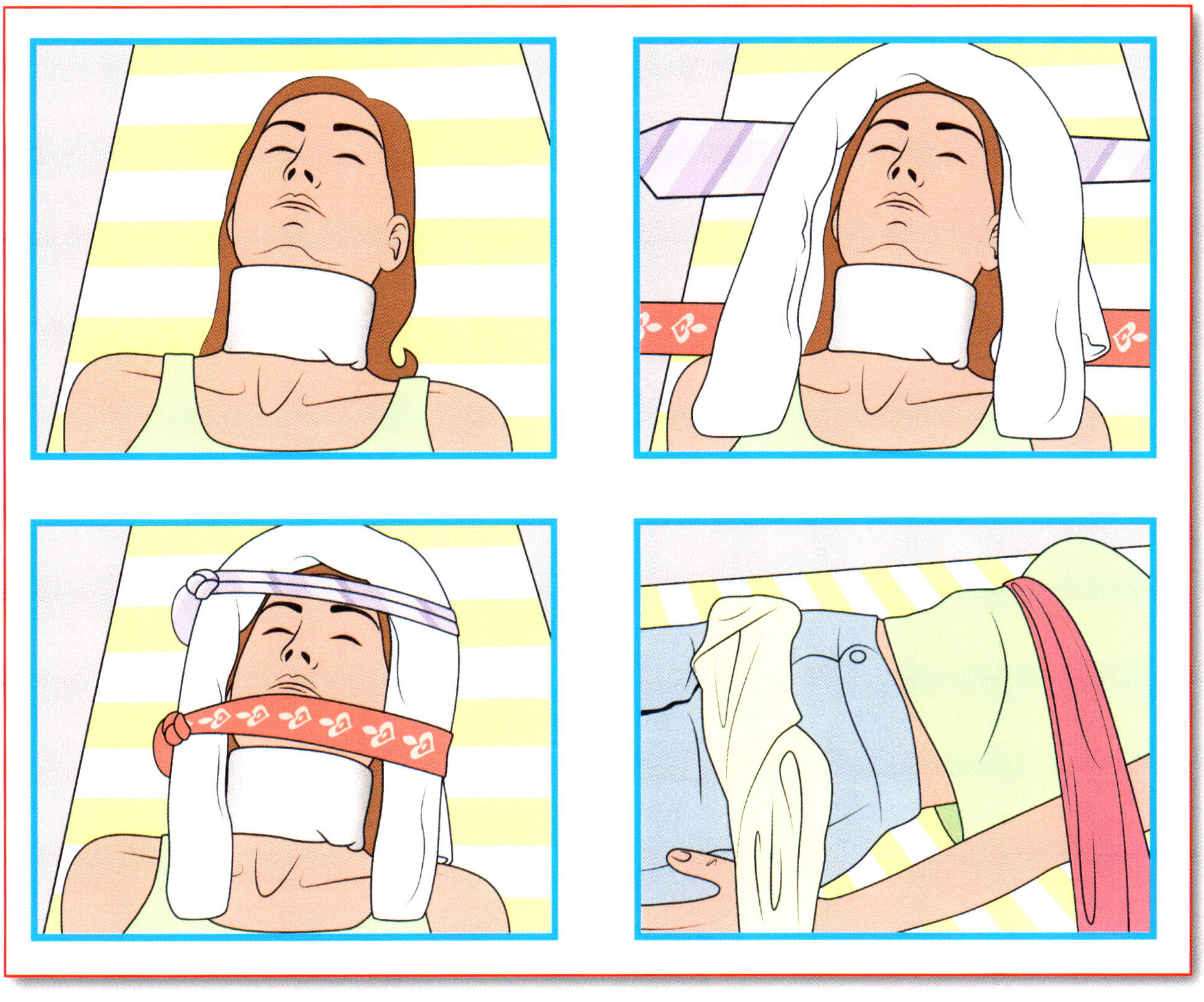

Figura 15. *Inmovilización con férula cervical.*

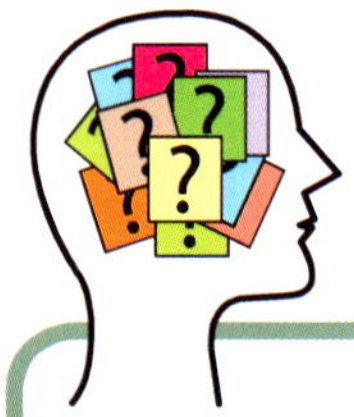

RECUERDA QUE

Una fractura de cadera se puede reconocer por el acortamiento de la extremidad afectada y porque el pie queda en rotación externa.

alrededor del cuello a modo de collarín. Este collarín improvisado se debe colocar de manera firme para evitar los movimientos de flexión y extensión del cuello, pero sin que impida la respiración normal del accidentado.

- A continuación se colocará otro rollo de ropa o toalla desde un hombro hasta el otro pasando por la parte más alta de la cabeza. Seguidamente se anudará a la altura de la frente y del mentón, de este modo se evitarán los movimientos laterales de la cabeza.
- Seguidamente se fijarán los brazos y manos al cuerpo para evitar otros posibles movimientos que pudieran desalinear el eje cabeza-cuello-tronco.
- Una vez hayamos inmovilizado al accidentado haremos su movilización hacia la camilla siempre muy suavemente, entre varios socorristas y usando la técnica del puente.

5.2. Inmovilización por lesiones en cadera o pelvis

Las personas mayores o ancianas son las más propensas a sufrir este tipo de lesiones debido, sobre todo, a la osteoporosis, pero pueden presentarse de igual manera en muchos accidentes. Para realizar la movilización de este tipo de lesionados es necesario realizar previamente una inmovilización de la zona afectada y para ello haremos lo siguiente (Figura 16):

- Colocar a la víctima tendida sobre el suelo en decúbito supino.
- Para que la inmovilización sea del todo efectiva colocaremos, en la cara externa de la extremidad afectada, un elemento rígido similar a una tabla que abarque desde la axila del accidentado hasta su tobillo.

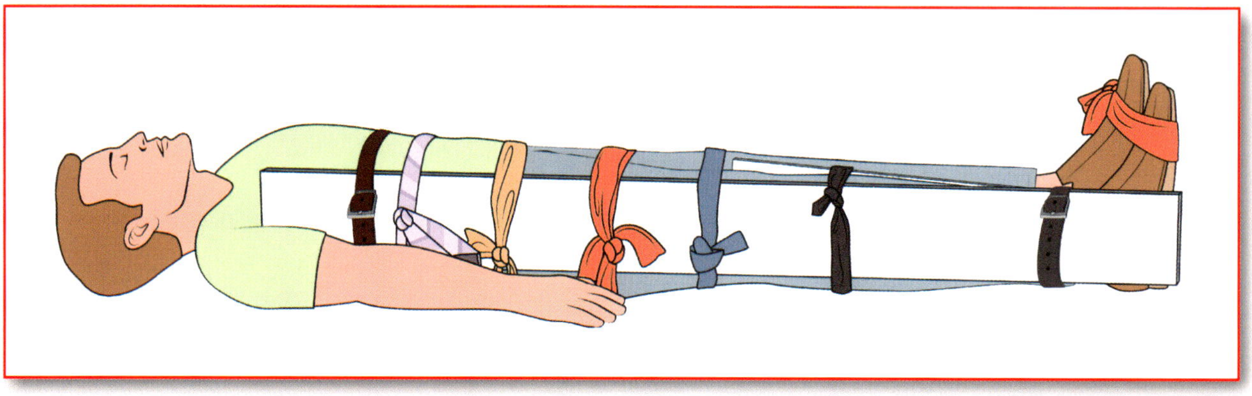

Figura 16. *Inmovilización de cadera.*

- En la cara interna del miembro afectado colocaremos otra tabla, o elemento rígido similar, desde la ingle hasta el tobillo.
- Seguidamente debemos fijar los elementos rígidos al cuerpo del accidentado para mantenerlos en su posición. Para ello usaremos de seis a ocho elementos maleables como cuerdas, vendas, corbatas, cinturones o elementos similares que tengamos a mano.
- Las fijaciones que se deben hacer como mínimo para una correcta inmovilización deben estar situadas en el pecho, en el abdomen, en la cintura, en el muslo, en la pierna y en el tobillo. Además fijaremos un pie al otro, a través de los tobillos, para conseguir mayor rigidez de la estructura.
- Una vez hayamos realizado esta técnica de inmovilización procederemos a colocar al accidentado en la camilla empleando para ello la técnica de movilización del puente.

http://www.youtube.com/watch?v=KcyYTbEjw7U

RESUMEN

En este capítulo hemos aprendido:

- ✓ En qué casos es recomendable trasladar por nuestros propios medios a los accidentados y cuándo no.
- ✓ Se han descrito las posiciones de seguridad y espera de las personas accidentadas según sus lesiones o afectaciones.
- ✓ Se ha detallado cómo realizar las técnicas de inmovilización de urgencia de huesos largos de las extremidades superiores e inferiores.
- ✓ Hemos relatado cómo se realizan las técnicas de movilización de accidentados por un solo rescatador o varios.
- ✓ Cómo confeccionar camillas con medios de fortuna y cómo realizar técnicas de inmovilización para su posterior traslado en estas.

GLOSARIO

Cabestrillo: banda que cuelga del cuello y del hombro para sostener una mano o brazo lesionados.

Collarín: elemento que se coloca alrededor del cuello para favorecer o evitar la movilización de las vértebras cervicales.

Decúbito supino: posición en la que se está acostado sobre el suelo en posición horizontal y donde la espalda toca con el suelo.

Férula: tablilla o elemento flexible y resistente que se emplea para la inmovilización de las fracturas.

Insolación: malestar o enfermedad producida por la excesiva exposición a los rayos solares.

Lesión medular: deterioro o daño en la médula espinal o nervios espinales.

Osteoporosis: enfermedad de los huesos que consiste en la disminución de tejido óseo.

Politraumatismos: variedad de traumatismos en distintas partes del cuerpo.

Sedente: posición en la que alguien se encuentra sentado.

Shock: estado de profunda depresión nerviosa y circulatoria, sin pérdida de la consciencia, que se produce después de intensas conmociones, principalmente traumatismos graves y operaciones quirúrgicas.

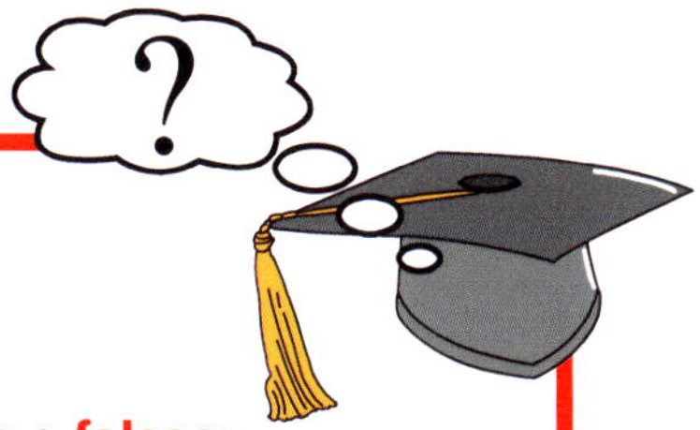

EJERCICIOS

E1. Indica si las siguientes afirmaciones son verdaderas o falsas:

- Se consideran huesos largos de la extremidad superior: el húmero, el cúbito y el radio.
- De las luxaciones, la más habitual es la de hombro.
- La técnica de movilización de las muletas se empleará en casos en los que pueda haber una lesión medular.
- El servicio de urgencias y emergencias 112 nos podrá orientar sobre qué es más recomendable hacer en cada caso y los pasos a seguir.
- Siempre que un accidentado se encuentre en PLS debemos realizar la valoración primaria de manera continua cada 3 minutos.
- La posición sedente se empleará, entre otros casos, para personas que sufran insuficiencia respiratoria.
- Un hueso fracturado puede romper los tejidos que haya a su alrededor.
- En el caso de esguinces será estrictamente necesario su inmovilización de urgencia.
- Siempre que sea posible sujetaremos a la víctima a la camilla empleando trozos de tela, cuerdas o cualquier otro elemento similar, para evitar que pueda caerse.
- El eje cabeza-cuello-tronco se deberá mantener siempre alineado en el caso que tengamos sospechas de que se ha podido producir una lesión medular.

E2. Investiga a través de internet cómo se realizan las técnicas de movilización de accidentados conocidas como "técnica del bombero" y "técnica del cangrejo".

E3. Con ayuda de tus compañeros deberéis realizar técnicas de inmovilización de urgencia con los medios de fortuna de los que dispongáis, para los siguientes casos:

- Fractura de codo.
- Fractura de tibia y peroné.
- Inmovilización de extremidad inferior usando la otra extremidad como férula.
- Inmovilización de hombro por luxación.
- Fractura de cúbito y radio.
- Férula cervical.

E4. Con ayuda de tus compañeros deberéis realizar y practicar las siguientes técnicas de movilización de urgencia:

- Maniobra de Rautek (el herido puede estar sentado en una silla).
- Técnica del puente.
- Silla de la reina con respaldo.
- Técnica de las muletas.

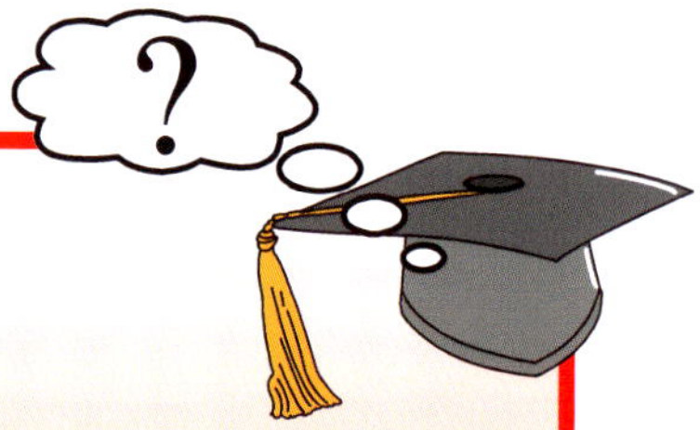

E5. Con ayuda de tus compañeros practica cómo colocar a una persona accidentada en posición lateral de seguridad.

EVALÚATE TÚ MISMO

1. ¿Cuál es la postura de seguridad y espera conocida también como postura de abdomen agudo?:

- ❑ a) Posición lateral de seguridad.
- ❑ b) Piernas elevadas.
- ❑ c) Piernas semiflexionadas.
- ❑ d) Posición sedente.

2. ¿En qué casos sería conveniente realizar una inmovilización de urgencia?:

- ❑ a) Cuando exista una necesidad imperiosa de movilizar al accidentado hacia una zona más segura.
- ❑ b) Cuando no exista la posibilidad de pedir auxilio por teléfono.
- ❑ c) Las inmovilizaciones se realizarán en todos los casos que nos encontremos una fractura o una luxación.
- ❑ d) a y b son correctas.

3. Indica cuál de las siguientes afirmaciones sobre la maniobra de Rautek es falsa:

- ❑ a) Se emplea en casos en que la víctima esté atrapada, por ejemplo dentro de un coche.
- ❑ b) Esta maniobra se emplea para mantener alineados el eje cabeza-cuello-tronco.
- ❑ c) Se usará siempre que presenciemos un accidente de tráfico.
- ❑ d) Con una mano sujetaremos una de las muñecas del accidentado y con la otra el mentón.

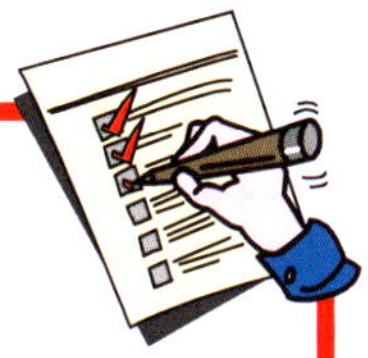

4. ¿En qué casos se puede reducir una fractura mediante tracción de las articulaciones?:

- ❑ a) Nunca.
- ❑ b) Cuando se trate de una fractura abierta.
- ❑ c) Cuando se trate de una fractura cerrada.
- ❑ d) En el caso en el que la fractura sea en la extremidad superior.

5. Señala cuál de las siguientes afirmaciones sobre la técnica de movilización del puente es falsa:

- ❑ a) Es una técnica que respeta el eje de alineación cabeza-cuello-tronco.
- ❑ b) Permite pasar al accidentado desde el suelo a una camilla improvisada.
- ❑ c) La persona que introduce la camilla o el tablero es quien da la orden de levantar al accidentado.
- ❑ d) La elevación del accidentado debe ser realizada al unísono y de manera coordinada por el rescatador que se encarga de la cabeza, el de las caderas y el de las piernas.

6. ¿En qué casos no deberemos trasladar nunca a un accidentado por nuestros propios medios?:

- ❑ a) Cuando presenten signos de compromiso vital, como ausencia de respiración, pulso, etc.
- ❑ b) Tengan una gran superficie corporal quemada.
- ❑ c) Hayan sufrido un importante traumatismo torácico, abdominal o craneoencefálico (TCE).
- ❑ d) Todas son correctas.

7. Señala cuál de las siguientes afirmaciones sobre la posición lateral de seguridad es falsa:

- ❑ a) Se realiza en los casos en que la persona se encuentra inconsciente o con el nivel de consciencia alterado.
- ❑ b) La valoración primaria del accidentado solo se realizará antes de ponerlo en esta posición.
- ❑ c) Se realizará cuando el accidentado respire con normalidad y tenga pulso.
- ❑ d) Esta posición se emplea sobre todo para garantizar la apertura de la vía aérea, entre otras razones.

8. ¿En qué casos se emplea la posición de piernas elevadas?:

- ❑ a) Ante la presencia de un traumatismo severo en el tórax.
- ❑ b) Insolación o golpes de calor.
- ❑ c) En un desvanecimiento, síncope o desmayo sin causa aparente.
- ❑ d) Ante una insuficiencia respiratoria.

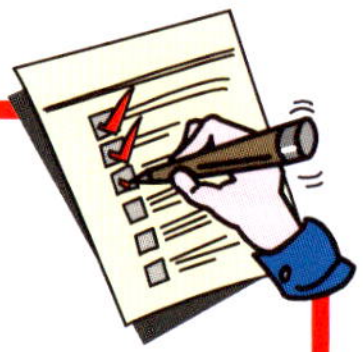

9. ¿Qué debemos tener en cuenta a la hora de confeccionar una camilla? Señala la respuesta incorrecta:

- ❑ a) Que la víctima se encuentre en una zona de peligro inminente y haya que movilizarlo.
- ❑ b) Que en el lugar donde estamos sea imposible pedir ayuda.
- ❑ c) La usaremos en casos donde haya que movilizar al paciente a distancias cortas y siempre que precise una inmovilización de urgencia.
- ❑ d) Solo se empleará en casos donde la víctima se encuentre inconsciente, pero siempre que respire y tenga pulso, o en los casos que tengamos sospechas de que existe alguna fractura en la cadera, pelvis o columna vertebral.

10. ¿Qué debemos hacer o tener en cuenta para realizar una inmovilización de cuello o columna vertebral? Señala la respuesta falsa:

- ❑ a) La técnica que se emplea es la confección de una férula cervical.
- ❑ b) Se le colocará a la víctima un rollo de ropa, periódico enrollado o una toalla alrededor del cuello a modo de collarín.
- ❑ c) Antes de colocarle el collarín el rescatador que se encuentra en la cabeza de la víctima deberá realizar una suave tracción hacia arriba.
- ❑ d) Una vez que se haya practicado esta inmovilización podremos movilizar a la víctima con la técnica del arrastre o de las muletas.

11. Si hablamos de posiciones de seguridad y espera es falso que:

- ❑ a) Ayudan a que el estado de salud del accidentado no se agrave y, en algunos casos, a reducir el dolor.
- ❑ b) Se realizarán tras haber realizado la valoración primaria unicamente.
- ❑ c) Son las posiciones o posturas en las que se coloca a la víctima en espera de que acudan al lugar los servicios sanitarios de urgencia.
- ❑ d) Se realizarán siempre con mucha suavidad y movimientos muy precisos.

12. ¿Qué debemos tener en cuenta para realizar inmovilizaciones de huesos largos? Señala la respuesta falsa:

- ❑ a) La inmovilización se hará siempre cubriendo la articulación anterior y posterior del hueso largo afectado.
- ❑ b) Hacer un breve planteamiento de los medios tanto rígidos como maleables que vamos a emplear para realizar la inmovilización antes de hacerla.
- ❑ c) Hay que realizar la inmovilización en la misma posición que haya quedado tras el accidente.
- ❑ d) Los elementos rígidos se atarán al miembro afectado de manera fuerte y apretando bastante para que no se pueda mover.

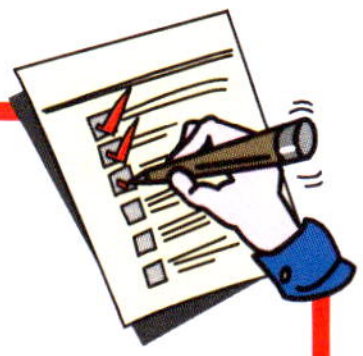

13. Indica cuál de las siguientes afirmaciones sobre la técnica del arrastre es falsa:

- ❑ a) Se realizará en casos que haya varios rescatadores.
- ❑ b) Deslizaremos nuestras manos por debajo de las axilas del accidentado.
- ❑ c) Sujetaremos su cabeza con nuestros antebrazos.
- ❑ d) La fuerza de arrastre debe recaer siempre sobre las axilas del paciente nunca sobre su cabeza o cuello.

14. Si hablamos de una inmovilización de cadera de urgencias es falso que:

- ❑ a) Se colocará a la víctima sobre el suelo en decúbito supino.
- ❑ b) El elemento rígido externo se colocará desde la cadera hasta el tobillo.
- ❑ c) Se emplearán entre seis y ocho elementos maleables para fijar los elementos rígidos.
- ❑ d) Para dar mayor rigidez a la estructura uniremos un pie al otro a través de los tobillos.

15. Para realizar una inmovilización de urgencia de los huesos largos de las extremidades superiores tendremos que:

- ❑ a) Situar el brazo afectado sobre una superficie como una mesa para ayudarnos durante la inmovilización.
- ❑ b) Retirar las pulseras, anillos o relojes antes de realizar la inmovilización del miembro superior.
- ❑ c) Haremos un cabestrillo para mantener el brazo elevado, esta posición reducirá el dolor y fomentará que el brazo se mueva lo menos posible.
- ❑ d) Todas son correctas.

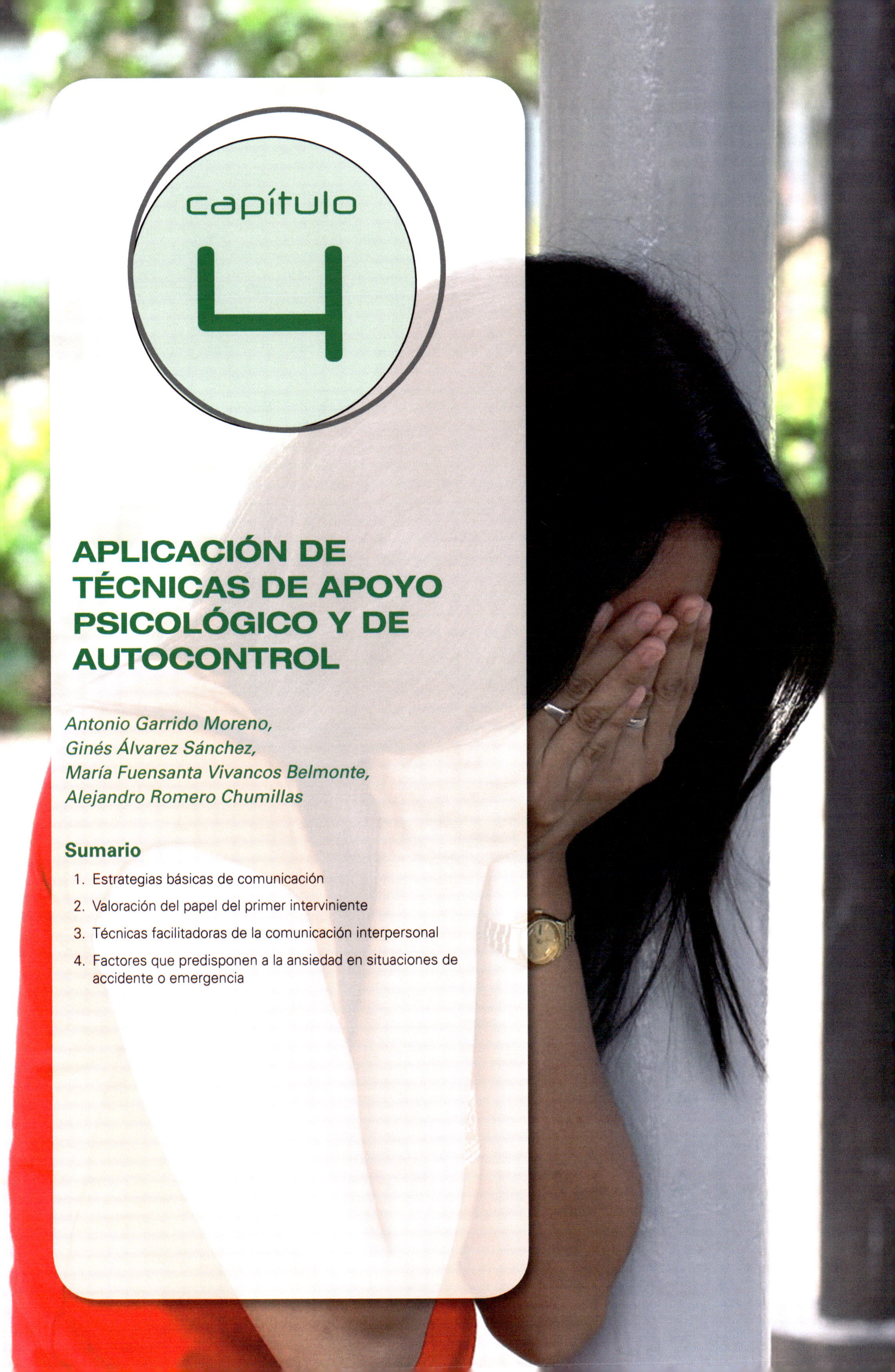

capítulo

4

APLICACIÓN DE TÉCNICAS DE APOYO PSICOLÓGICO Y DE AUTOCONTROL

Antonio Garrido Moreno,
Ginés Álvarez Sánchez,
María Fuensanta Vivancos Belmonte,
Alejandro Romero Chumillas

Sumario

1. Estrategias básicas de comunicación
2. Valoración del papel del primer interviniente
3. Técnicas facilitadoras de la comunicación interpersonal
4. Factores que predisponen a la ansiedad en situaciones de accidente o emergencia

En los capítulos anteriores se han expuesto técnicas y consejos sobre cómo asistir físicamente a un accidentado durante los primeros auxilios. Durante este capítulo se va a describir cómo abordar otra parte muy importante de la asistencia hacia los accidentados; estos son los **primeros auxilios psicológicos.**

http://www.youtube.com/watch?v=ZbV8rQRgo0o

1. ESTRATEGIAS BÁSICAS DE COMUNICACIÓN

Ante un accidente, por pequeño que sea, la víctima es muy posible que se encuentre confusa, desorientada, asustada o incluso con ansiedad, por lo tanto también es necesario saber cómo poder ayudar a estas personas para que se sientan amparadas mientras realizamos las primeras curas o esperamos a que acudan los servicios sanitarios. El apoyo psicológico es muy relevante en estos casos ya que, **si no atendemos debidamente a una persona, no solo puede conllevarle consecuencias físicas sino también psicológicas o emocionales,** por ello debemos reducir este tipo de secuelas en la medida de lo posible.

Durante el proceso de comunicación entre un auxiliador y una persona a la que le están prestando los primeros auxilios se deben seguir una serie de normas para favorecer la comunicación que se produce entre ambas partes. Las normas o pautas que se deben seguir son las siguientes:

- **Escuchar con atención** los mensajes que nos transmite la persona accidentada, ya que nos pueden ayudar a conocer el origen del accidente o datos relevantes sobre su estado de salud.
- Permitir al accidentado que hable y se exprese, **es mejor escuchar que hablar.** Solo debemos aconsejar al accidentado que deje de hablar si no respira bien o si tiene alguna lesión que le impida hacerlo con normalidad.
- Adecuar el nivel de nuestro lenguaje al de la persona con la que estamos hablando.
- **Explicarle qué estamos haciendo** y lo que vamos a hacer a continuación.
- **Evitar los prejuicios** hacia la persona que nos está hablando. Dar importancia a sus palabras.
- Hacer uso de la empatía.

http://www.youtube.com/watch?v=XHGzwUFxC-w

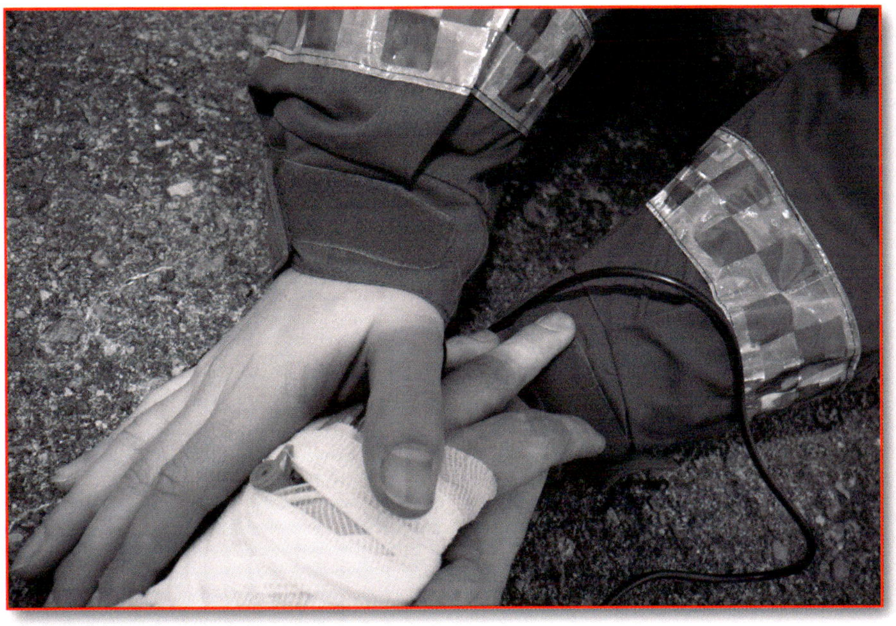

Proteger y amparar a las víctimas.

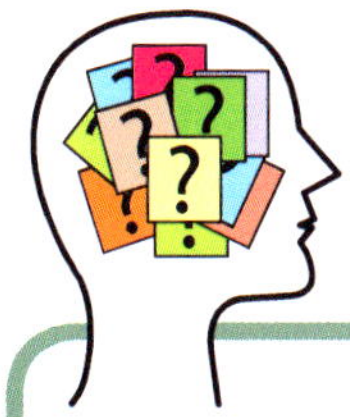

RECUERDA QUE

Los primeros auxilios son un acto de solidaridad hacia las personas, por lo que no se debe discriminar a nadie por razones de raza, sexo, edad, etc.

La **empatía** es la capacidad para ponerse en el lugar del otro para saber lo que siente o piensa en ese momento. Es una técnica que facilita la comunicación entre la persona que presta los primeros auxilios y la persona accidentada, de esta manera nos acercaremos más a esa persona y el proceso comunicativo será más fluido y sincero entre ambas partes.

http://www.youtube.com/watch?v=xL_mojcGpvg

La **comunicación no verbal** es toda la información que se transmite de una persona a otra sin hacer uso de la palabra o del lenguaje, mediante gestos, expresiones faciales, posiciones corporales, etc. La comunicación no verbal es otro de los factores a tener en cuenta de manera bilateral durante los primeros auxilios psicológicos. Se dice de manera bilateral porque a través de ella podemos recibir información del accidentado, tal como su estado nervioso, su preocupación, etc., y además nosotros debemos cuidar la nuestra, ya que podemos enviar mensajes negativos o contradictorios a través de ella. Por todo ello, debemos vigilar nuestros gestos y actitudes frente al accidentado para no transmitir señales de indiferencia o despreocupación hacia él.

Nuestros gestos o expresiones pueden delatar y transmitir nerviosismo o inseguridad hacia el accidentado.

2. VALORACIÓN DEL PAPEL DEL PRIMER INTERVINIENTE

El **primer interviniente** es toda persona que asiste desde el primer momento de manera directa a otra persona que ha sufrido un accidente. Si somos nosotros, nuestro papel será fundamental para conseguir

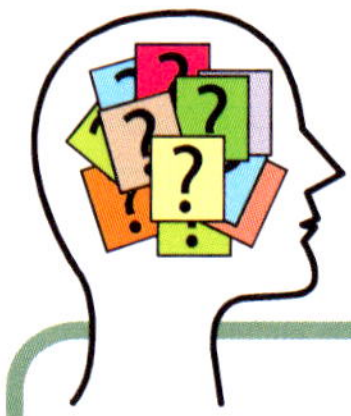

RECUERDA QUE

Además de la atención física, el apoyo psicológico es indispensable para toda persona accidentada, sobre todo en los casos más graves.

un ambiente de seguridad y confianza que ayude a no agravar la situación de la persona afectada. Para ello haremos lo siguiente:

- Mantener la calma en todo momento y transmitir tranquilidad y confianza.
- No abandonar nunca al accidentado excepto que sea indispensable para pedir ayuda.
- Debemos responder de forma clara a las preguntas que nos haga la persona accidentada, pero nunca sobre la gravedad de sus lesiones o sobre su pronóstico, ya que no somos médicos.
- Hay que ganarse la confianza de la persona a la que estamos asistiendo a través de preguntas sobre su estado.
- No debemos de sentir lástima sobre la persona accidentada, debemos comprender sus emociones pero a la vez mantenernos un tanto firmes.
- Coger de la mano a la persona afectada o poner nuestra mano sobre su hombro es un gesto que nos acercará a ella y que le reconfortará, siempre que la situación lo permita o lo requiera.
- Nunca debemos de quitar importancia a la situación que el accidentado está viviendo con frases del tipo: "no te preocupes, que eso no es nada...".

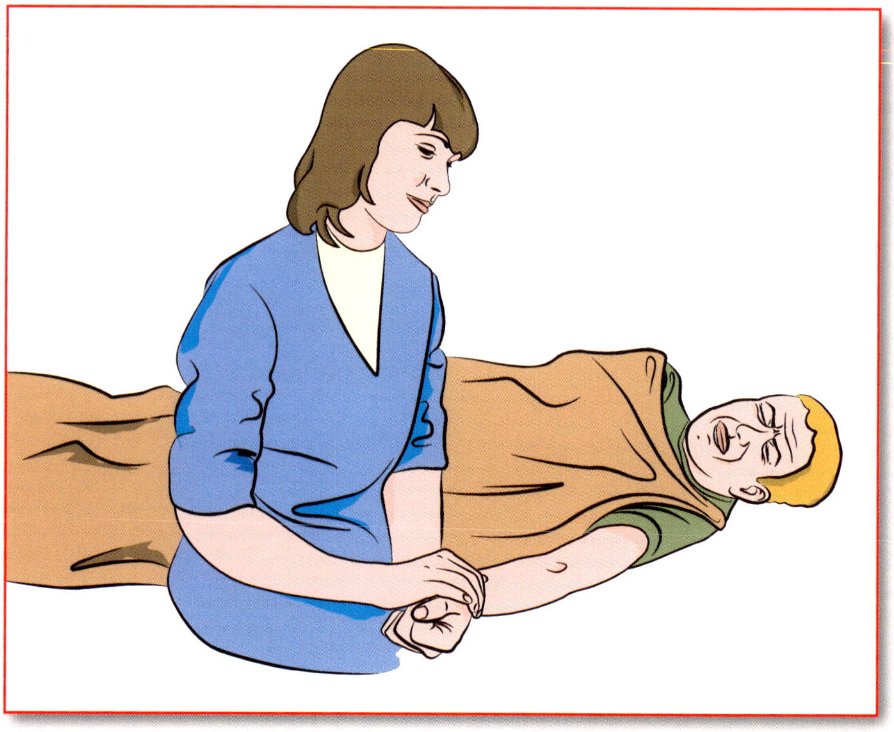

Acompañamiento de heridos.

El primer interviniente normalmente es la persona que mayor vínculo emocional crea con el accidentado debido a que es la primera en asistirlo, por ello debemos recopilar toda la información posible sobre sus emociones, inquietudes y antecedentes, si los hubiera, para poder transmitirlos seguidamente a los equipos sanitarios.

La actitud que todo primer interviniente tiene que tener es la de acoger, acompañar y saber comprender al accidentado. Si la situación lo permite no estaría mal intentar calmar la situación con unas gotitas de buen humor.

Aunque el accidentado se encuentre inconsciente se le deberá igualmente **hablar con respeto, calma y usando las palabras más apropiadas,** ya que es posible que el estado de inconsciencia del accidentado no sea muy profundo y pueda escuchar lo que decimos. Además, en su entorno puede haber familiares o allegados del accidentado y de esta manera verán que está recibiendo el trato más completo y apropiado posible.

3. TÉCNICAS FACILITADORAS DE LA COMUNICACIÓN INTERPERSONAL

Para facilitar la comunicación entre distintas personas se suelen emplear una serie de técnicas que mejoran este proceso. Una de los principios fundamentales en los primeros auxilios es saber escuchar, para ello se emplea una técnica conocida como escucha activa.

http://www.youtube.com/watch?v=DdNo5zDZx60

La **escucha activa** es la habilidad de escuchar no solo los mensajes que la persona está expresando directamente, sino también los sentimientos, ideas o pensamientos que subyacen en lo que está diciendo.

La **escucha activa** se compone de una serie de actitudes o técnicas entre las que podemos encontrar la empatía, parafrasear y mostrar interés hacia lo que nos dicen.

Podemos reforzar la técnica de la escucha activa con técnicas como la empatía, parafrasear y mostrar interés sobre lo que nos dicen.

La **empatía,** como se ha explicado anteriormente, consiste en intentar ponernos en la situación de la otra persona para saber lo que siente. Podemos ayudarnos usando en nuestra conversación expresiones como: "entiendo lo que dice..." o "percibo que...". Hacer uso de la empatía no significa expresar alegría, ni sonreír a todo lo que nos dice, se trata de simplemente comprender la situación en que se halla la

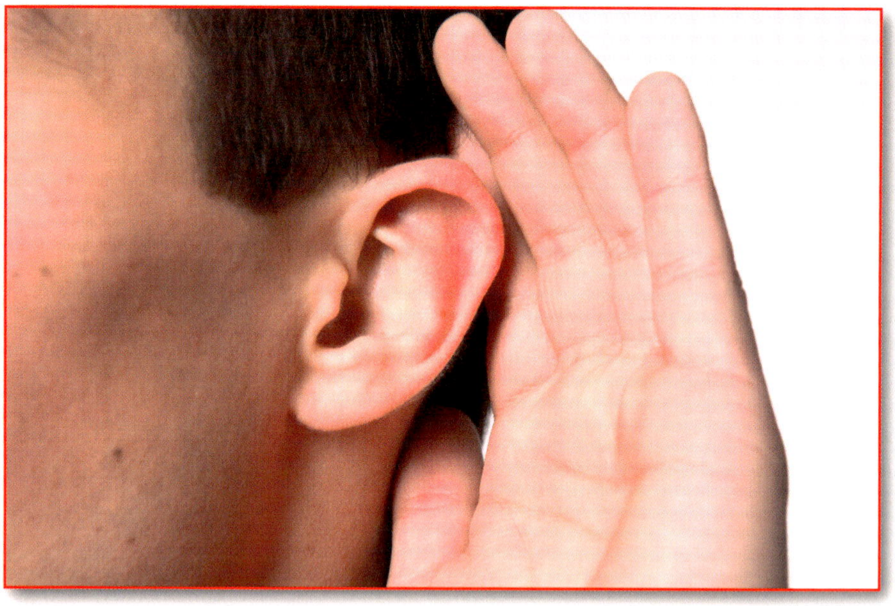

Escucha activa.

persona accidentada para así poder entender cómo se siente y lo que puede estar pensando en ese momento.

La técnica de **parafrasear** es una técnica comunicativa muy empleada, no solo en la escucha activa sino en todo tipo de comunicaciones. Consiste en repetir una serie de palabras que la persona nos acaba de transmitir, de esta manera la persona siente que lo estamos escuchando de verdad y que comprendemos lo que nos dice. Se suele emplear con expresiones como:

- "Entonces me ha dicho que el accidente ha sido...".
- "O sea, donde le duele es...".
- "Quiere decir que...".

Siempre debemos colocarnos junto a la víctima para que se sienta acompañada, protegida y amparada, pero a su vez sin alterar su espacio vital.

El **mostrar interés** en lo que la persona afectada nos dice es algo obvio pero que nunca debemos olvidar. De esta manera, debemos transmitir signos de que realmente la estamos escuchando, haciendo gestos de afirmación o mirándola si es posible directamente a los ojos.

Otras técnicas o factores que facilitan o favorecen una buena comunicación interpersonal son las siguientes:

- La **postura física** que mantengamos también es parte de la conversación. Una postura excesivamente relajada por nuestra parte puede mostrar despreocupación hacia quien nos habla.
- **Situarnos cerca de la persona que nos habla,** pero siempre respetando su espacio vital sin aproximarnos demasiado.

- Si la persona afectada está sentada o tendida sobre el suelo debemos **arrodillarnos** junto a ella como signo de acogimiento y además facilitará la comunicación.
- Nuestro **rostro** es el reflejo de nuestras opiniones, por lo tanto debemos cuidar mucho nuestras expresiones, gestos y debemos además mirar a los ojos a la persona accidentada siempre que sea posible.
- No hay que tener miedo a los **silencios** que pueda haber durante la conversación ya que quien sabe callar sabe escuchar.
- A través de nuestras **manos** también podemos transmitir seguridad y confianza a la persona afectada.
- Evitaremos hacer gestos violentos o demasiado enérgicos.
- La situación física más beneficiosa del auxiliador frente a la víctima será en **ángulo oblicuo** frente a ella, mejor que cara a cara o de costado a costado con ella. Esto permite la mirada directa entre ambos pero también la posibilidad de "huir" con la mirada si es necesario.

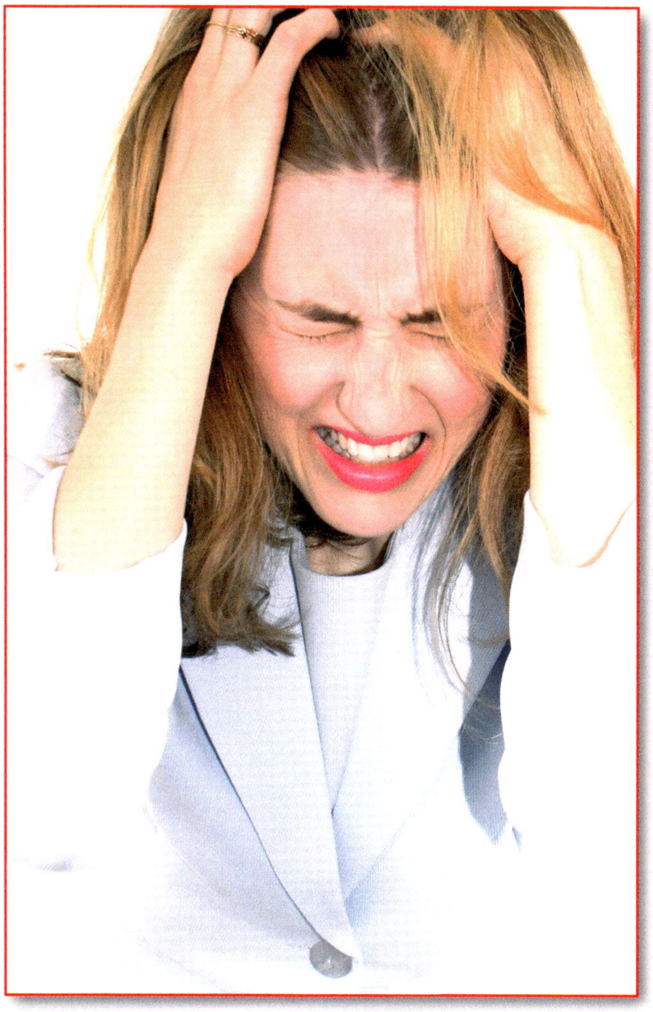

4. FACTORES QUE PREDISPONEN A LA ANSIEDAD EN SITUACIONES DE ACCIDENTE O EMERGENCIA

La ansiedad se define como una respuesta automática y adaptativa que aparece cuando la persona se enfrenta a cambios, ya sean internos o externos.

La **ansiedad** es una emoción natural que es experimentada como una emoción desagradable y negativa, que surge cuando el individuo percibe una amenaza que pueden conllevar consecuencias negativas. En muchos casos observaremos que las personas que sufren algún tipo de accidente expresan ansiedad, nerviosismo o miedo, pero estas son reacciones del todo normales y en ocasiones inevitables.

http://www.youtube.com/watch?v=Fn2JPbUgGCs

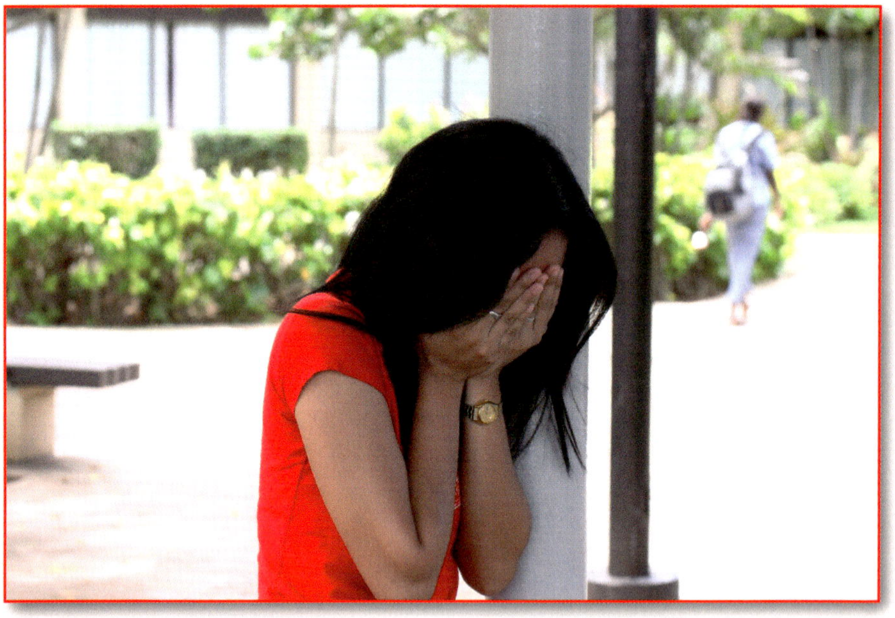

Ansiedad.

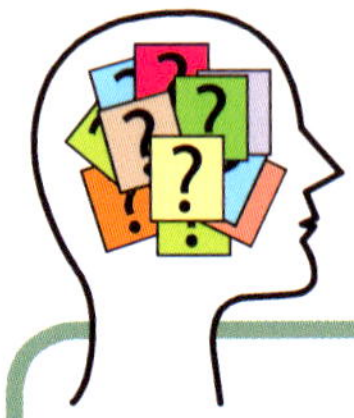

RECUERDA QUE

La ansiedad es una emoción natural que muchas víctimas pueden tener. Ante ella debemos mantener siempre la calma y no dejarnos llevar por esa situación.

Es importante saber que la ansiedad del accidentado puede llevarle a un empeoramiento de su estado de salud, ya que una persona que se encuentra alterada o nerviosa no realiza las respiraciones de forma adecuada y además puede alterar su frecuencia cardiaca, por lo tanto hay que manejar la situación para que esto no suceda. Para reducir el nivel de ansiedad de una persona accidentada haremos lo siguiente:

- Apartarla del foco o lugar donde se ha producido el accidente, siempre que sea posible y que ello no conlleve un agravamiento de las lesiones que presenta el herido.
- Transmitirle calma a través de nuestras palabras, gestos o movimientos.
- Recomendarle que haga respiraciones rítmicas, largas y profundas.
- Permitir que la persona exprese sus sentimientos libremente.

Por otra parte, debemos **evitar que ese estado de ansiedad se extienda** a otras personas como testigos, familiares o allegados que puedan estar presentes en el accidente, así como a nosotros mismos. Será preciso recordarles que un estado de nerviosismo no ayuda a nadie y lo único que puede hacer es empeorar la situación.

http://www.youtube.com/watch?v=0tWxlFvB__E

El **estrés postraumático** es otro de los factores que hay que tener siempre en cuenta tras un accidente de consecuencias importantes, o donde se han vivido situaciones muy tensas o desagradables. El estrés postraumático es una secuela de tipo psicológico que se produce cuando una persona queda muy influenciada tras haber vivido, sufrido u observado un accidente o una situación muy trágica. Las personas que se ven afectadas por este tipo de estrés, tiempo después del incidente continúan nerviosos, alterados, con fatiga emocional y pensamientos irracionales. Además esta situación les hace revivir mentalmente una y otra vez la situación experimentada.

http://www.youtube.com/watch?v=EacLEu7v_9A

Como auxiliadores podemos ayudar a reducir esta situación futura en los accidentados si aplicamos las técnicas explicadas anteriormente de manera adecuada, aunque la aparición de esta secuela también dependerá de la fortaleza mental u emocional de la persona afectada. Cualquier persona que haya intervenido o realizado primeros auxilios en una situación muy trágica también puede sufrir estrés postraumático. Si los intervinientes o rescatadores que han intervenido sienten malestar tras un tiempo desde lo ocurrido, es recomendable y necesario que se ponga en manos de un especialista médico para poder solucionar esta situación.

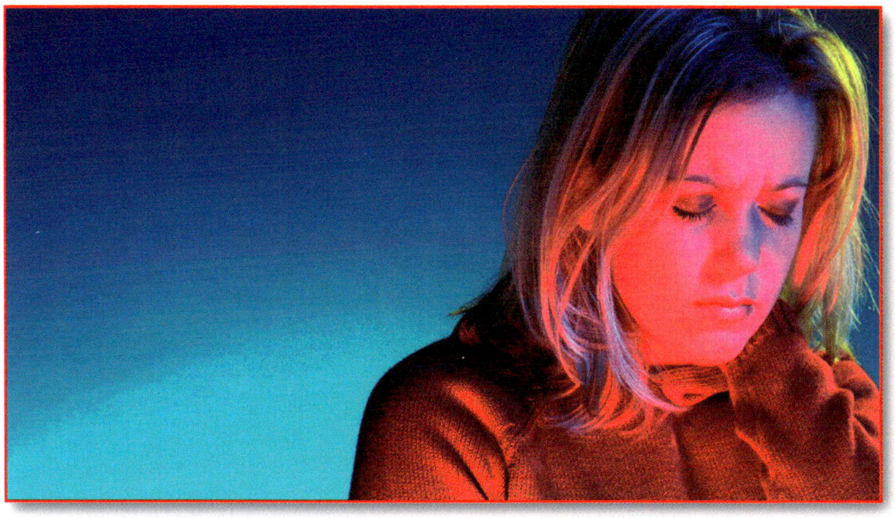

Estrés postraumático.

Otra de las situaciones más graves que podemos vivir tras un accidente son las **situaciones de duelo** en las que las personas expresan su dolor tras el fallecimiento de una persona cercana a ellos. Si nos encontrásemos ante esta situación nuestros objetivos principales serán:

- Permitir llorar y expresar sus emociones a cualquier persona que sienta la necesidad de hacerlo.
- Acompañar a las personas que estén experimentando esta situación sin intentar interferir sus emociones.
- No usar frases preconcebidas o típicas ante estos casos, simplemente debemos observar, acoger y callar.
- En caso necesario informar de esta situación a los equipos de asistencia sanitaria para que intervengan si es necesario.

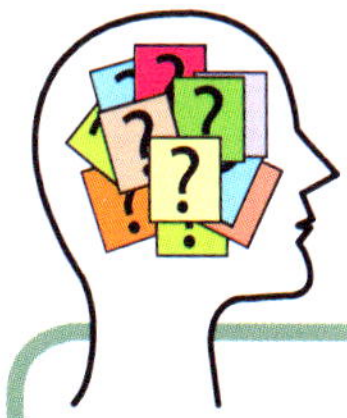

RECUERDA QUE

El estrés postraumático suele agudizarse si no se trata a tiempo, por lo tanto quien lo sufra debe recibir tratamiento médico cuanto antes.

RESUMEN

En este capítulo:

- ✓ Hemos visto algunas técnicas que mejoran el proceso de comunicación entre el auxiliador y la persona accidentada.
- ✓ Se ha detallado la importancia que tiene la comunicación no verbal.
- ✓ Hemos comprobado el papel tan importante que tiene el primer interviniente, así como las pautas que debe seguir.
- ✓ Se han descrito la técnica de la escucha activa, la empatía, parafrasear y mostrar interés.
- ✓ Hemos definido la ansiedad, el estrés postraumático y las situaciones de duelo, así como las pautas para poder afrontarlos.

GLOSARIO

Apoyo psicológico: son todas aquellas técnicas o actitudes que ayudan a una persona a mantener equilibrado su estado mental y emocional ante situaciones adversas.

Bilateral: que afecta a ambos lados o partes.

Duelo: sentimiento de dolor o aflicción.

Espacio vital: es el espacio necesario para que una persona pueda sentirse libre y cómoda.

Fatiga emocional: cansancio mental que inhabilita para poder afrontar las situaciones cotidianas.

Oblicuo: desviado de la horizontal.

Parafrasear: emplear palabras que han sido citadas anteriormente.

Pensamientos irracionales: son aquellos pensamientos que distorsionan o que son opuestos a la razón.

Prejuicios: es el proceso de formación de un concepto o pensamiento sin tener los criterios suficientes para hacerlo.

Secuelas: trastorno o lesión que queda como consecuencia de haber sufrido una enfermedad o lesión.

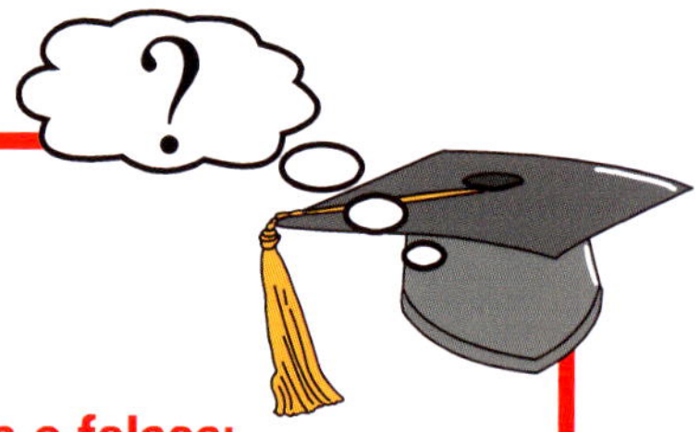

EJERCICIOS

E1. Indica si las siguientes afirmaciones son verdaderas o falsas:

- Hay que adecuar el nivel de nuestro lenguaje al de la persona con la que estamos hablando.
- Debemos responder de forma clara a las preguntas que nos haga la persona accidentada pero nunca sobre la gravedad de sus lesiones o sobre su pronóstico, ya que no somos médicos.
- La actitud que todo primer interviniente tiene que tener es la de acoger, acompañar y saber comprender al accidentado.
- La empatía es la habilidad de escuchar no solo los mensajes que la persona está expresando directamente, sino también los sentimientos, ideas o pensamientos que subyacen a lo que está diciendo.
- Debemos situarnos los más cerca posible de la persona que nos habla, traspasando su espacio vital si fuera necesario.
- La ansiedad del accidentado puede llevarle a un empeoramiento de su estado de salud.
- Las personas afectadas por estrés postraumático, tiempo después del incidente, continúan nerviosos, alterados, con fatiga emocional y pensamientos irracionales.
- No es necesario adecuar el nivel de nuestro lenguaje con respecto a la persona con la que estamos hablando.
- Solo debemos aconsejar al accidentado que deje de hablar si no respira bien o si tiene alguna lesión que le impida hacerlo con normalidad.
- La actitud que todo primer interviniente tiene que tener es la de acoger, acompañar y saber comprender al accidentado.

E2. Responde con tus propias palabras a las siguientes cuestiones:

- ¿Por qué es tan necesario realizar los primeros auxilios psicológicos?
- ¿Qué secuelas puede tener una persona accidentada que no recibe un trato adecuado?
- Investiga a través de internet en qué consiste la técnica de la "respiración diafragmática" y en qué casos la podremos emplear.
- Investiga a través de internet cuál es la función de los grupos de apoyo psicológico de los que disponen organismos como, por ejemplo, Cruz Roja o Protección Civil. Explica además quién compone estos grupos y en qué casos es necesario recurrir a ellos.

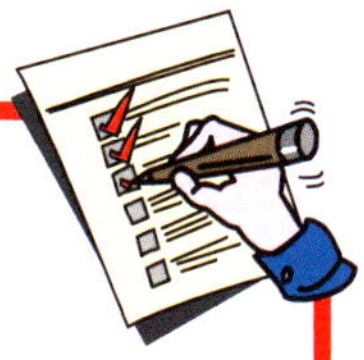

EVALÚATE TÚ MISMO

1. Indica cuál de las siguientes técnicas facilita la comunicación interpersonal:

- ❑ a) Escucha activa.
- ❑ b) Parafrasear.
- ❑ c) Empatía.
- ❑ d) Todas son correctas.

2. ¿Quién es el primer interviniente?:

- ❑ a) El accidentado.
- ❑ b) El equipo sanitario de la ambulancia.
- ❑ c) La persona que asiste desde el primer momento de manera directa al accidentado.
- ❑ d) Un testigo del accidente.

3. Entre las siguientes técnicas que facilitan o favorecen la comunicación interpersonal señala la falsa o incorrecta:

- ❑ a) La postura física que mantengamos también es parte de la conversación.
- ❑ b) Si la víctima está sentada o tendida sobre el suelo hay que permanecer de pie a su lado.
- ❑ c) Debemos cuidar mucho nuestras expresiones y gestos.
- ❑ d) La situación física más beneficiosa del auxiliador frente a la víctima será en ángulo oblicuo frente a ella.

4. ¿Qué se define como una respuesta automática y adaptativa que aparece cuando la persona se enfrenta a cambios, ya sean internos o externos?:

- ❑ a) La empatía.
- ❑ b) Las situaciones de duelo.
- ❑ c) El estrés postraumático.
- ❑ d) La ansiedad.

5. Indica cuáles son los objetivos principales a seguir ante una situación de duelo:

- ❑ a) Permitir llorar y expresar sus emociones a cualquier persona que sienta la necesidad de hacerlo.
- ❑ b) No usar frases preconcebidas o típicas ante estos casos, simplemente debemos observar, acoger y callar.
- ❑ c) Acompañar a las personas que estén experimentando esta situación e intentar cambiar sus emociones y pensamientos.
- ❑ d) En caso necesario informar de esta situación a los equipos de asistencia sanitaria para que intervengan si es necesario.

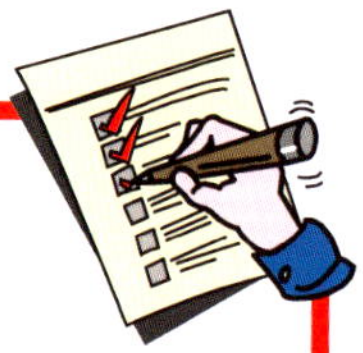

6. Señala cuál de las siguientes afirmaciones sobre el estrés postraumático es falsa:

- ❑ a) Surge a raíz de haber experimentado situaciones muy tensas o desagradables.
- ❑ b) Es una secuela de tipo psicológico.
- ❑ c) Las personas que se ven afectadas por este tipo de estrés, tiempo después del incidente continúan nerviosos, alterados, con fatiga emocional y pensamientos irracionales.
- ❑ d) El estrés postraumático solo lo sufren los accidentados.

7. ¿Cómo se denomina a intentar ponernos en la situación de la otra persona para saber lo que siente?:

- ❑ a) Escucha activa.
- ❑ b) Empatía.
- ❑ c) Comunicación no verbal.
- ❑ d) Mostrar interés.

8. Un primer interviniente puede conseguir un ambiente de seguridad y confianza frente al accidentado si (señala la respuesta falsa):

- ❑ a) Mantiene la calma en todo momento y transmite seguridad y confianza.
- ❑ b) No abandona nunca al accidentado, excepto si es indispensable para pedir ayuda.
- ❑ c) Quita importancia a la situación del accidentado con frases del tipo: "no te preocupes, que eso no es nada…".
- ❑ d) Consigue ganarse la confianza del accidentado a través de preguntas sobre su estado.

9. Señala cuál de las siguientes afirmaciones sobre la comunicación no verbal es falsa:

- ❑ a) Toda la información que se transmite de una persona a otra sin hacer uso de la palabra o del lenguaje.
- ❑ b) Esta información se transmite mediante gestos, expresiones faciales, posiciones corporales, etc.
- ❑ c) Es un factor a tener en cuenta de manera bilateral durante los primeros auxilios psicológicos.
- ❑ d) Durante los primeros auxilios no es necesario vigilar nuestros gestos y actitudes frente al accidentado.

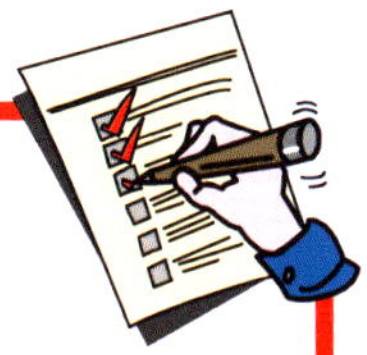

10. ¿Cuáles de las siguientes normas o pautas son las que se deben seguir entre un auxiliador y una persona accidentada?:

- ❑ a) Escuchar con atención los mensajes que nos transmite la persona accidentada.
- ❑ b) Permitir al accidentado que hable y se exprese. Es mejor escuchar que hablar.
- ❑ c) Evitar los prejuicios hacia la persona que no está hablando.
- ❑ d) Todas son correctas.

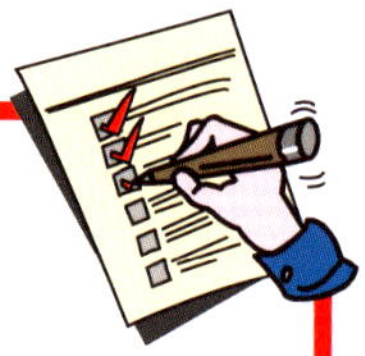

SOLUCIONES

EVALÚATE TÚ MISMO

http://www.aranformacion.es/images/Archivos/AR3_I_173_C_1.PDF